IRIS OTTINGER · DR. MED. MONIKA RONNEBERGER · DR. MED. FLORIAN SCHUCH

Aktiv leben – trotz Rheuma

W0077018

Mit der modernen Rheumatherapie Schmerzen lindern und Gelenkschäden stoppen

humboldt

VORWORT

von Renate Schmidt

Liebe Leserin, lieber Leser,

1987 bin ich mit 44 Jahren an einer entzündlichen Polyarthritis erkrankt, die – damals nicht selbstverständlich – ein Jahr lang richtig behandelt wurde und seither nicht mehr aufgetreten ist. Seither weiß ich, was rheumatische Schmerzen bedeuten. Meine Mutter ist mit 77 Jahren an den Folgewirkungen einer 14 Jahre währenden Rheumaerkrankung viel zu früh gestorben.

Nicht zuletzt aus diesen Erfahrungen heraus engagiere ich mich für mehr Lehrstühle in der internistischen Rheumatologie, für eine bessere Ausbildung auch der Hausärzte in puncto Rheuma sowie im Kuratorium der Rheumastiftung dafür, Forschung voranzutreiben und die Lebenssituation von an Rheuma erkrankten Menschen zu verbessern. Denn immer noch gibt es mangels internistischer Rheumatologen viel zu lange Wartezeiten für Rheumapatientinnen und -patienten und immer noch wird die Volkskrankheit „Rheuma" als angebliche Alte-Leute-Krankheit auf die leichte Schulter genommen. Dabei können Kinder, junge und alte Menschen an Rheuma erkranken und sie alle wollen ein aktives Leben führen.

Rheuma ist heute noch nicht heilbar. Doch ist die Rheumatologie eines der dynamischsten und innovativsten Fächer der gesamten Medizin geworden. Die enormen Fortschritte dieses Fachgebietes suchen ihresgleichen. Durch die Entwicklungen in den letzten knapp 20 Jahren sind Ärzte heute in der Lage, die rheumatischen Erkrankungen so gut wie noch nie und so früh wie noch nie zu diagnostizieren und zu behandeln. So können die meisten Menschen mit Rheuma ein beschwerdefreies oder wenigstens ein beschwerdearmes Leben führen. Trotz der Diagnose einer chronischen Erkrankung darf man heutzutage mit viel Hoffnung und Zuversicht in die Zukunft schauen. Aktiv am Leben teilzuhaben trotz Rheuma, das war vor 20 Jahren ein Wunschtraum. Heute kann das gelingen, und dieser Ratgeber kann dabei helfen!

Mit der Journalistin Iris Ottinger und den internistischen Rheumatologen Dr. Monika Ronneberger und Dr. Florian Schuch haben drei ausgewiesene Experten ihr Wissen allen Interessierten zugänglich gemacht. Dieses Buch soll Ihnen helfen, mit Ihrer Rheumaerkrankung besser umzugehen, sich selbst zu helfen und trotz der Beschwerden ein weitgehend normales Leben zu führen. Es kann darüber hinaus eine wichtige Informationsquelle für Angehörige und Freunde sein, die verstehen wollen, womit Sie es tagtäglich zu tun haben, und die wissen möchten, wie sie Ihnen am besten helfen können.

Ich wünsche dem Buch eine weite Verbreitung. Und Ihnen wünsche ich, dass die vielen wertvollen Informationen zur modernen Rheumatherapie und auch Tipps, die die Autorinnen und der Autor in der täglichen Praxis von ihren Patienten bekommen haben, Ihnen dabei helfen, das Leben mit Ihrer Erkrankung gut zu bewältigen und aktiv zu gestalten.

Ihre
Renate Schmidt
Bundesfamilienministerin a. D.

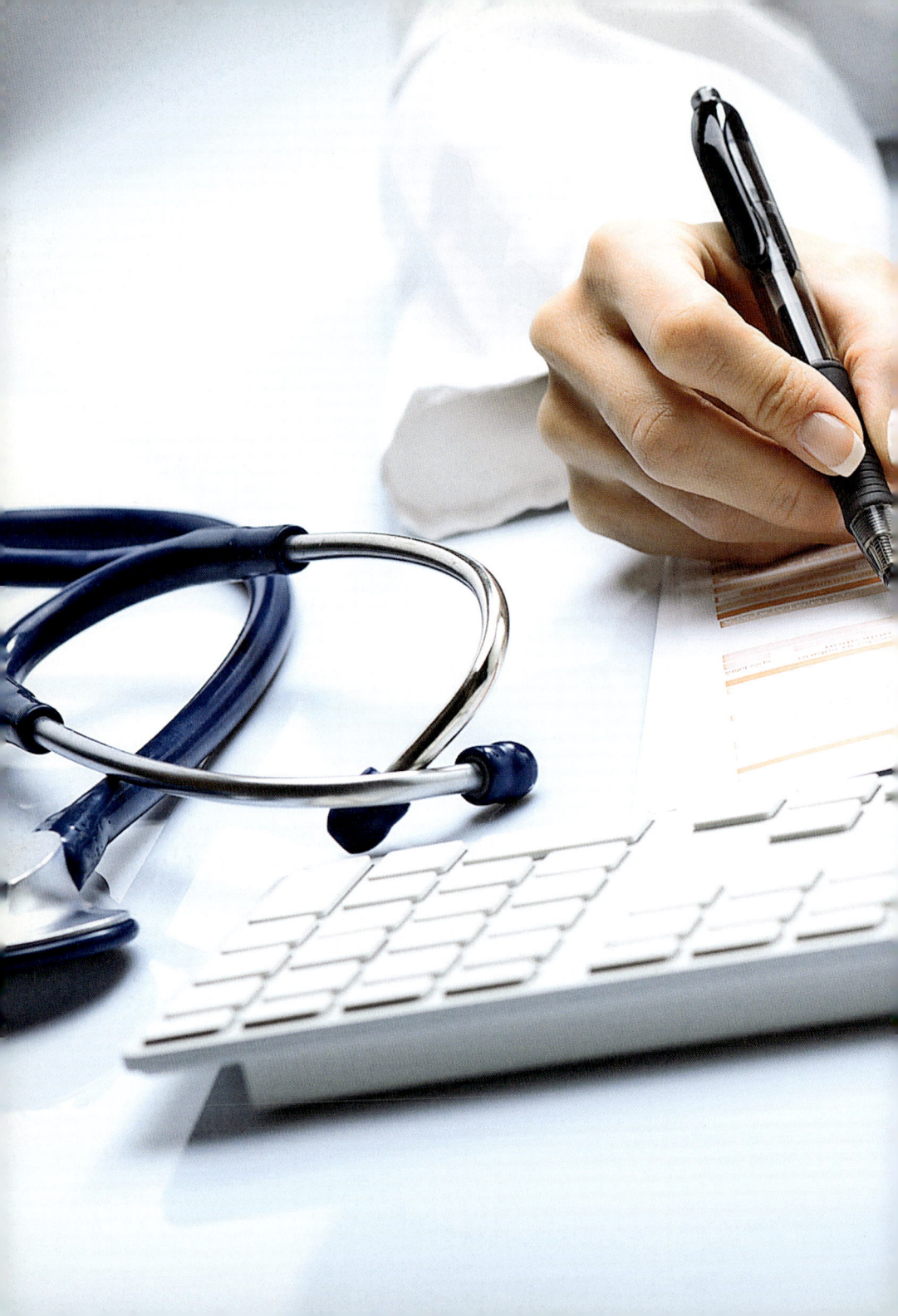

RHEUMA – DAS MUSS ICH WISSEN

Was passiert eigentlich in meinem Körper, wenn ich Rheuma habe? In diesem Kapitel informieren wir Sie darüber, was Rheuma für die Gelenke und Wirbelsäule bedeutet und welche Risikofaktoren es für die Krankheit gibt. Sie lernen außerdem die wichtigsten rheumatischen Erkrankungen und ihre Symptome kennen, wobei unser Schwerpunkt auf der rheumatoiden Arthritis liegt, und erfahren, mit welchen Methoden man Rheuma medizinisch feststellen kann.

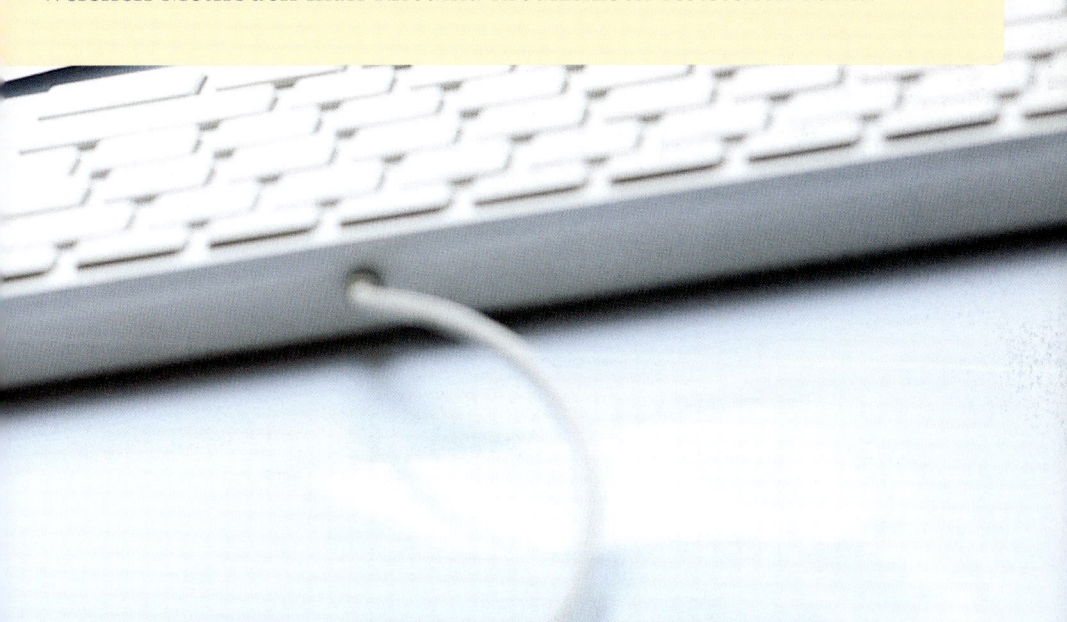

Was ist Rheuma?

Rheumatische Beschwerden sind in der Bevölkerung sehr häufig. Dahinter verbergen sich beispielsweise Schmerzen an Knochen, Muskeln und Gelenken oder auch Rückenschmerzen. Rheuma ist der Überbegriff für Verschleißerkrankungen am Bewegungsapparat, Weichteilrheuma und entzündlich-rheumatische Systemerkrankungen.

Dieser Patientenratgeber wendet sich in erster Linie an Menschen mit rheumatoider Arthritis, Psoriasis-Arthritis, entzündlichen Erkrankungen der Wirbelsäule, sogenannte Spondarthropathien, und anderen Formen von entzündlich-rheumatischen Systemerkrankungen, wie etwa Kollagenosen. Hier sind besonders Sjögren- und SLE-Patienten zu nennen. Der Begriff „Rheu-

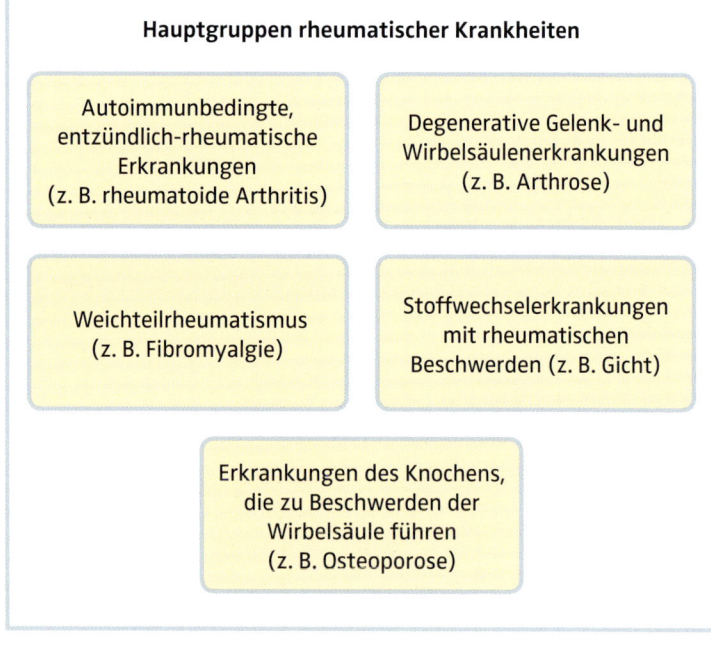

Hauptgruppen rheumatischer Krankheiten

Autoimmunbedingte, entzündlich-rheumatische Erkrankungen (z. B. rheumatoide Arthritis)

Degenerative Gelenk- und Wirbelsäulenerkrankungen (z. B. Arthrose)

Weichteilrheumatismus (z. B. Fibromyalgie)

Stoffwechselerkrankungen mit rheumatischen Beschwerden (z. B. Gicht)

Erkrankungen des Knochens, die zu Beschwerden der Wirbelsäule führen (z. B. Osteoporose)

ma" wird in diesem Ratgeber daher für entzündlich-rheumatische Erkrankungen, wie den oben aufgeführten, verwendet.

Gleich zu Beginn die gute Nachricht: Durch die Entwicklungen in den letzten knapp 20 Jahren sind wir heute in der Lage, die erwähnten Erkrankungen so gut wie noch nie und so früh wie noch nie zu diagnostizieren und zu behandeln. So können die meisten Menschen mit Rheuma ein beschwerdefreies oder wenigstens ein beschwerdearmes Leben führen. Trotz der Diagnose einer chronischen Erkrankung darf man heutzutage mit viel Hoffnung und Zuversicht in die Zukunft schauen.

Solange man keine Beschwerden im Bereich des Bewegungsapparates hat, denkt man gar nicht darüber nach, wie wunderbar das Zusammenspiel von Knochen, Knorpeln, Gelenken, Sehnen und Muskeln, Nerven und vielen Strukturen funktioniert, die uns durch den Alltag bewegen. Treten allerdings Schmerzen auf, so ist dies für viele Betroffene zunächst eine böse Überraschung. Am Anfang hofft man, dass die Beschwerden von allein aufhören, was ja auch meistens der Fall ist. Generell gilt aber, dass Schmerzzustände und andere Probleme des Bewegungsapparates durch den Arzt abgeklärt werden sollten, wenn sie

- mehr als sechs Wochen andauern,
- zusammen mit Allgemeinsymptomen auftreten. Dazu gehören Fieber, also eine Temperatur über 38,5 °C, Nachtschweiß und auch auf Anhieb nicht erklärbarer Gewichtsverlust.

Das Bewegungssystem

Wer Funktionsstörungen des Bewegungssystems verstehen will, sollte sich zunächst damit vertraut machen, wie es im gesunden Zustand arbeitet und aufgebaut ist. Viele Bestandteile sind daran beteiligt, dass der Mensch sich aufrecht halten und bewegen kann. Für die Beweglichkeit sind in erster Linie die Gelenke zuständig. Da diese bei rheumatischen Erkrankungen häufig befallen sind, ist eines der typischen Symptome eine Steifheit, die zu einer eingeschränkten Bewegungsfähigkeit führt.

Der typische Gelenkaufbau

Das menschliche Stützgerüst besteht aus etwas mehr als 200 Knochen. Sie werden von Gelenken zusammengehalten. Gelenke gehören zum passiven Teil des Skeletts, sie werden also bewegt. Aktive Bestandteile des Bewegungssystems sind die Muskeln. Hinzu kommt ein ausgeklügeltes Nervensystem, das überhaupt erst Koordination und Feinmotorik möglich macht.

Den Aufbau eines Gelenks kann man sich etwa so vorstellen: Ein Gelenkkopf und eine Gelenkpfanne liegen einander gegenüber. Sie passen ineinander wie zwei Puzzleteile, schließen aber nicht fest ab. Stattdessen liegt ein Gelenkspalt zwischen den beiden zu verbindenden Knochen. Der Gelenkkopf ist die nach außen, die Gelenkpfanne die nach innen gewölbte Gelenkfläche. Beide sind mit Knorpel überzogen, der u. a. aus Wasser und Kollagen besteht und die Aufgabe eines Stoßdämpfers übernimmt. Umgeben ist das Gelenk von der sogenannten Kapsel. Sie besteht aus der Verlängerung des Bindegewebes, das auch alle Knochen umschließt und folgerichtig Knochenhaut genannt wird.

In der Gelenkkapsel besteht die Knochenhaut aus zwei Schichten. Die obere ist eine feste Schicht aus Kollagenfasern. Darunter befindet sich eine lockere Schicht, in der sich Blutgefäße, Nerven und Immunzellen befinden. Diese Schicht wird Synovia genannt. Hier wird die Gelenkflüssigkeit, ebenfalls Synovia genannt, produziert, die zwei wichtige Aufgaben zu erfüllen hat: Einerseits dient sie als Schmierstoff, der die Abreibung der Gelenkflächen verhindern oder zumindest minimieren soll, andererseits wird damit der Knorpel ernährt.

!

Das menschliche Stützgerüst besteht aus etwas mehr als 200 Knochen, die von Gelenken zusammengehalten werden.

Wie kommt die Gelenkflüssigkeit in den Knorpel?
Knorpel besitzen keine Blutgefäße. Sie müssen sich also auf eine andere Weise ernähren. Das funktioniert mithilfe der Gelenkflüssigkeit Synovia. Das schlichte Vorhandensein dieser dickflüssigen Substanz reicht aber noch nicht aus, um den Knorpel zu versorgen. Sie muss durch ein gesundes Maß an Bewegung in den Knorpel eingebracht werden.

Bei Entzündungen, z. B. bei Rheumaschüben, wird die Flüssigkeit von der entzündeten Gelenkinnenhaut häufig in übermäßiger Menge produziert. Man nennt diese Entzündung Synovialitis. Besteht sie über einen längeren Zeitraum, breitet sich die Gelenkinnenhaut aus, kann Sehnen oder Bänder beschädigen und sogar in

Vereinfachte Darstellung des Gelenkaufbaus

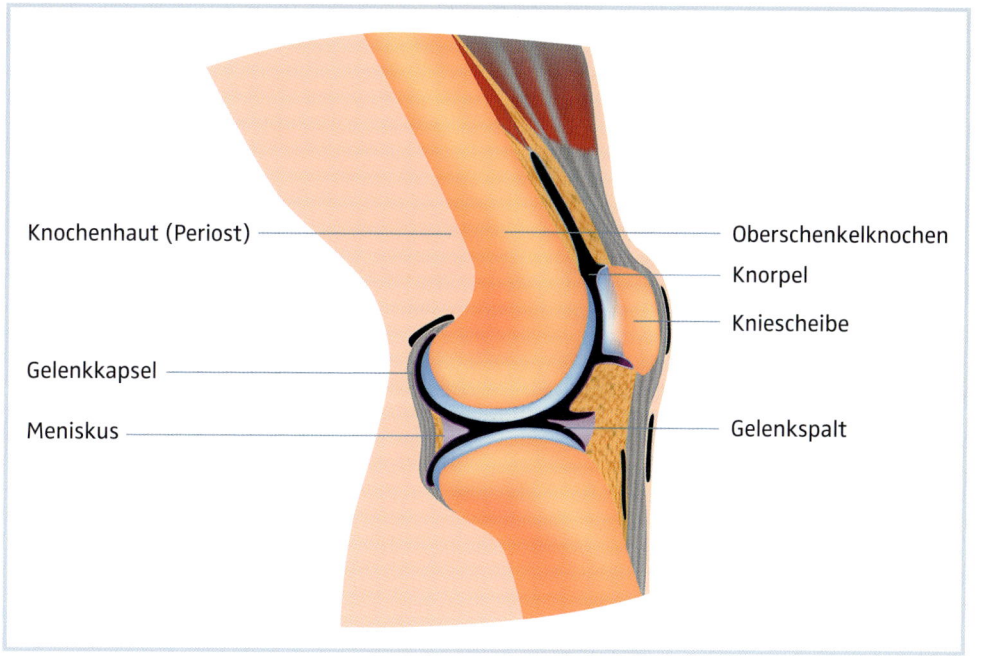

Knochenhaut (Periost)

Gelenkkapsel

Meniskus

Oberschenkelknochen

Knorpel

Kniescheibe

Gelenkspalt

!

Mit den modernen Therapien lässt sich die Synovialitis zuverlässig verhindern.

Knochengewebe eindringen. Es entsteht ein verdicktes, chronisch entzündliches „wucherndes" Gewebe, das sogenannte Pannusgewebe. Würde man nicht einschreiten, stünde am Ende die Zerstörung von Knochen und Knorpel. Mit den modernen Therapien lässt sich dieses fortgeschrittene Stadium von Rheuma inzwischen jedoch glücklicherweise zuverlässig verhindern.

Bänder, Sehnen, Scheiben und Schleimbeutel

Je nach Gelenktyp kann es neben dem beschriebenen Aufbau eines Gelenks weitere Bestandteile geben. Dazu gehören beispielsweise Gelenkbänder, die aus Bindegewebe bestehen und dem Gelenk Festigkeit und Bewegungsführung geben. Sie können festlegen, in welche Richtung oder wie weit das Gelenk bewegt werden kann. Sehnen sind Verbindungsstücke zwischen den Knochen und den Muskeln. Sie geben die Muskelkraft quasi an das Knochengerüst weiter. Sehnen bestehen aus festen Kollagensträngen und Elastin, das, wie der Name ahnen lässt, für die Elastizität sorgt. Ebenso wie in den Knorpeln finden sich in Sehnen keine Blutgefäße, entsprechend können sie nicht durch Blut, sondern nur durch Gewebsflüssigkeit ernährt werden.

!

Gelenkscheiben wie der Meniskus dienen zur Pufferung von Druck und zur Stabilisierung.

Auch Gelenkscheiben sind in einigen Gelenken zu finden. Der Meniskus, eine halbmondförmige Scheibe im Knie, ist eines der bekanntesten Exemplare. Er besteht aus Faserknorpel, also der härtesten Knorpelart. Gelenkscheiben dienen in der Gelenkhöhle zur Pufferung von Druck und zur Stabilisierung. Schließlich sollen noch Schleimbeutel erwähnt werden, die wie Kissen zur Polsterung dienen. Sie befinden sich zwischen Knochen und Sehnen oder Muskeln und schützen beide Seiten vor Reibung und Druck.

Rheuma betrifft nicht nur die Gelenkstrukturen, sondern auch Sehnen, Sehnenansätze und manchmal den gesamten Bewegungsapparat. Des Weiteren können aber auch Organe, wie z. B. das Auge, die Lunge oder die Niere, betroffen sein. Dies ist jedoch selten und kann durch frühe Diagnosen und Therapie verhindert werden.

Der Aufbau der Wirbelsäule

Unter den rheumatischen Erkrankungen betreffen viele die Wirbelsäule. An dieser Stelle folgt daher eine kurze Übersicht, die ihren Aufbau verdeutlicht. Die Wirbelsäule besteht aus 24 Wirbeln. Zählt man das Kreuz- und das Steißbein dazu, die jeweils

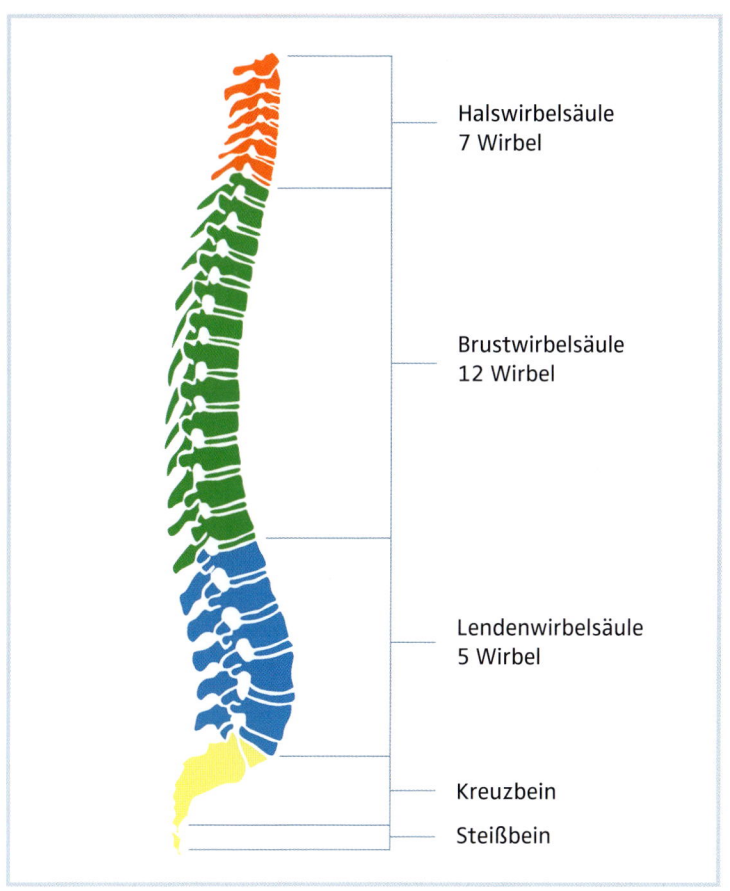

Der Aufbau der menschlichen Wirbelsäule

Halswirbelsäule
7 Wirbel

Brustwirbelsäule
12 Wirbel

Lendenwirbelsäule
5 Wirbel

Kreuzbein

Steißbein

aus fünf miteinander verwachsenen Wirbeln bestehen, kommt man auf insgesamt 34 Wirbel. Sie werden von oben nach unten nummeriert und teilen sich – ebenfalls von oben nach unten – in Hals-, Brust- und Lendenwirbel sowie Kreuz- und Steißbein.

Von der Halswirbelsäule bis hinunter in den Lendenwirbelbereich nehmen die einzelnen Wirbel an Masse deutlich zu. Jeder Wirbelknochen hat ein Loch, die Gesamtheit der Löcher wird als Wirbelkanal bezeichnet. In diesem befindet sich das Rückenmark, das Nervenfasern und Nervenzellen beherbergt. Aus dem Wirbelkanal laufen Rückenmarksnerven in die Extremitäten. Die einzelnen Wirbel sind miteinander durch Gelenke verbunden. An Dorn- und Querfortsätzen, geweihartigen Knochengebilden, setzen Muskeln und Bänder an.

Wenn das Bewegungssystem aus dem Lot ist

Der Begriff Rheumatismus kommt aus dem Altgriechischen und lässt sich mit „Fließen" oder „Strömen" übersetzen. Dahinter steckt die in der Antike verbreitete Vorstellung, dass Krankheiten durch ein Ungleichgewicht von Schleimen entstehen, die durch den Körper fließen. Der Begriff bleibt passend, denn er charakterisiert den fließenden oder ziehenden Schmerz, der stark ausstrahlt und typisch für viele rheumatische Erkrankungen ist. Dennoch ist die Bezeichnung Rheumatismus inzwischen veraltet, weil sie einfach zu ungenau erscheint. Man spricht heutzutage von rheumatischen Erkrankungen. So wird man der Vielschichtigkeit der über 400 Krankheitsbilder gerecht, die hier zusammengefasst sind.

Kommen wir zurück zur Ausgangsfrage dieses Kapitels: Was ist Rheuma? Entzündliche Systemerkrankungen, die wir in diesem Buch vorrangig betrachten, entstehen aufgrund einer Fehlleitung des Immunsystems. Unsere körpereigene Abwehr ist ein Wunderwerk, ein Zusammenspiel von „Bollwerken" wie den Schleimhäuten und speziellen Abwehrzellen, die im Knochenmark gebil-

> **!**
> Um der Vielschichtigkeit der über 400 Krankheitsbilder gerecht zu werden, spricht man heute von rheumatischen Erkrankungen.

det werden. Alle Mitspieler sorgen gemeinsam dafür, dass wir den täglichen Angriffen durch Bakterien, Viren, Umwelteinflüsse oder körpereigenen „Zellmüll" in der Regel gut und unbeschadet überstehen.

Betrachten wir als Beispiel Infektionen: Immunzellen können nach erfolgreichem Kampf gegen die Erreger überschießen und zu lange oder auf falsche Art und Weise aktiv bleiben. Leider kann es passieren, dass diese überaktiven Immunzellen irrtümlich körpereigenes Gewebe als fremd einstufen. Diesen Vorgang, bei dem körpereigene Zellen körpereigene Strukturen angreifen, nennt man Autoimmunität. In einem solchen Fall werden vermehrt Entzündungsstoffe produziert, und an der Gelenkinnenhaut wird die Erkrankung ausgelöst. Die Folge: Das Gelenk entzündet sich und schwillt schmerzhaft an.

Wieso habe ich Rheuma?

Hin und wieder hört man Dinge wie: „Ich bin als Jugendliche oft in sehr kaltem Wasser geschwommen. Deshalb habe ich Rheuma. Außerdem hatte meine Großmutter auch Rheuma." So einfach ist es jedoch nicht. Sehr viele Faktoren können auf ganz unterschiedliche Weise zur Entwicklung einer gestörten Immunsystemregulation führen, die für Entzündungen und den Angriff auf körpereigene Strukturen verantwortlich ist. Hierbei kann sowohl ein „Zuviel" als auch ein „Zuwenig" des Immunsystems zur Fehlsteuerung der Immunzellen führen.

Infekte, Veranlagung, das Geschlecht – Frauen sind deutlich häufiger betroffen –, aber auch Zufälle und einfach Schicksal können zur Entwicklung eines Entzündungsprozesses führen, der von einem gegen den eigenen Körper gerichteten Immunsystem ausgelöst ist. Im Lauf der Zeit kann sich die Antwort des Immunsystems verändern, frühe Diagnose und Therapie kön-

> **!**
>
> Frühe Diagnose und Therapie können eventuell einen chronischen, aggressiven Verlauf verhindern.

nen aber eventuell einen chronischen, aggressiven Verlauf verhindern.

Die Entzündung im Körper läuft uniform ab, unser Abwehrsystem reagiert nach einem festen Schema. Das heißt, es spielt keine Rolle, ob ein Gelenk oder ein Pickel entzündet ist. Schmerz, Schwellung, Rötung, Überwärmung und gestörte Funktion sind die Kardinalzeichen von Entzündungen, auch von Gelenkentzündungen, Arthritiden genannt. Der individuelle Verlauf ist schwankend und kann im Einzelfall Beginn einer entzündlichen rheumatischen Erkrankung sein.

Risikofaktoren

Alles Zufall oder Schicksal? Das würde bedeuten, dass es nichts gibt, womit man sich vor der Erkrankung schützen kann. Das stimmt jedoch nicht. Zwar gibt es keinen Königsweg, der einen Menschen sicher vor einer rheumatischen Erkrankung schützt, aber es gibt Aspekte, die das Risiko erhöhen. Nikotinkonsum etwa konnte in den letzten Jahren als eigenständiger Risikofaktor für die Entwicklung einer rheumatoiden Arthritis gesichert werden. Aber nicht nur das Auftreten der Erkrankung ist gehäuft, sondern die Patienten sprechen außerdem schlechter auf Therapien an und haben mehr Komplikationen. Zusätzlich gilt: Sowohl Rauchen als auch die rheumatoide Arthritis, kurz RA, erhöhen das Risiko von Schäden am Herz-Kreislauf-System. Für einen Rheumatiker lohnt es sich also in mehrfacher Hinsicht, auf Nikotin zu verzichten.

Auch eine ständige Stimulierung des Immunsystems, etwa durch schlechte Zahnhygiene, verstärkt die Aktivität der RA. Bestimmte Bakterien wie Porphyromonas gingivalis, ein Keim aus den Zahnfleischtaschen, der Parodontose verursacht, reizen „Entzündungszellen". Gleichzeitig verändern sie körpereigene Eiweiße so, dass sie eine Autoimmunreaktion, also einen Angriff der Immunabwehrzellen gegen körpereigene Strukturen auslösen können.

Genetische Einflüsse spielen ebenfalls eine Rolle. Aus Studien mit eineiigen Zwillingen, also Menschen, die genetisch identisch sind, ist bekannt, dass bei der rheumatoiden Arthritis die Wahrscheinlichkeit, ebenfalls eine RA zu entwickeln, unter 30 Prozent liegt. Bei Spondylitis ankylosans, früher Morbus Bechterew genannt, und anderen entzündlichen Rückenleiden dagegen liegt für männliche eineiige Zwillinge eine über 90-prozentige Wahrscheinlichkeit zu erkranken vor, wenn der Bruder bereits erkrankt ist. Hier wird die unterschiedliche Bedeutung von Vererbungseinflüssen offensichtlich. Der noch immer verbreitete Gedanke, Rheuma sei generell erblich, stimmt nicht. Lassen Sie sich daher nicht von der Angst quälen, dass Sie die Erkrankung an Ihre Nachkommen weitergeben könnten.

> **!**
>
> Die Ansicht, Rheuma sei generell erblich, ist falsch.

Entzündlich-rheumatische Systemerkrankungen

Die entzündlich-rheumatischen Systemerkrankungen umfassen eine ganze Gruppe von Krankheitsbildern, bei denen durch fehlregulierte Prozesse des Immunsystems Entzündungen am Bewegungsapparat und auch an Organen die Folge sein können. Etwa zwei Prozent der Bevölkerung sind hiervon betroffen. Die häufigste Erkrankung ist die rheumatoide Arthritis. Des Weiteren gehören zu dieser Gruppe Gelenkentzündungen, die mit der Schuppenflechte, der Psoriasis, vergesellschaftet sind. Man spricht von Psoriasis-Arthritis. Auch entzündliche Erkrankungen der Wirbelsäule, z. B. die Spondylitis ankylosans, gehören in diesen Komplex. Ebenso sind eher seltene Erkrankungen aus dem Bereich der Kollagenosen sowie systemische Gefäßentzündungserkrankungen zu nennen. Erstere, die Kollagenosen, umfassen ein buntes Bild und können teilweise auch mit Erkrankungen wie der rheumatoiden Arthritis in Zusammenhang stehen.

Im Folgenden erhalten Sie einen Überblick über die wichtigsten entzündlich-rheumatischen Systemerkrankungen.

Rheumatoide Arthritis

Am häufigsten ist unter den entzündlichen Gelenkerkrankungen die chronische Polyarthritis anzutreffen. Die offizielle internationale Bezeichnung lautet rheumatoide Arthritis (RA). Es muss davon ausgegangen werden, dass auf der ganzen Welt zwischen 0,5 und ein Prozent der Menschen davon betroffen sind. Es handelt sich nicht um eine Erkrankung alter Menschen, wie noch immer angenommen wird, sondern sie befällt alle Altersgruppen, auch schon Kinder und Jugendliche. Häufig tritt die rheumatoide Arthritis bei 40- bis 50-Jährigen auf. Im Erwachsenenalter sind unter den Patienten dreimal mehr Frauen als Männer.

Das Krankheitsbild

!

Durch eine frühe Therapie können die Folgen und Auswirkungen der RA verhindert werden.

Zu Beginn treten oft unklare Symptome auf, die vom Betroffenen entweder nicht ernst genommen oder nicht richtig eingeschätzt werden. Solche Anzeichen sind beispielsweise Müdigkeit, Gewichtsverlust, häufig leicht erhöhte Temperatur oder Appetitlosigkeit. Auch eine Morgensteifigkeit in den Fingern, die sich im Laufe des Vormittags zurückbildet, ist typisch. Das gilt auch für Anlaufbeschwerden und Steifigkeit nach dem Aufstehen in den Füßen. Später, wenn die Krankheit sich deutlicher zu erkennen gibt, bekommt der Patient Schmerzen in einigen Gelenken. Am häufigsten sind es die Gelenke der Finger und Zehen. Auch Schulter, Hüften und Knie sind oft betroffen. Neben den Schmerzen machen sich Schwellungen und nicht selten ein Hitzegefühl in den Gelenken bemerkbar. Die Beweglichkeit ist eingeschränkt. Schreitet die RA fort, greift sie auf immer mehr Gelenke über. Die Steifigkeit am Morgen kann sich länger hinziehen. Jede Bewegung schmerzt, es fehlt die Kraft. Manchmal zeigen sich auch Rheumaknoten. Gerade am Anfang können die Beschwerden sehr wechselnd sein.

Mit einem spontanen Stillstand der Erkrankung ohne Behandlung ist nur bei maximal zehn Prozent der Patienten zu rechnen. Da die Folgen ausgesprochen schwerwiegend sein können, sind eine frühe Diagnose und eine frühe Therapie sehr wichtig. Deshalb sollte man bei den genannten Symptomen rasch den Hausarzt und dann den Rheumatologen aufsuchen. Durch eine frühe Therapie können die Folgen und Auswirkungen der Erkrankung verhindert werden.

Wie schnell die Entwicklung voranschreitet, ist von Mensch zu Mensch unterschiedlich. Deshalb ist nicht vorauszusagen, wann und ob die Erkrankung voll ausgeprägt sein wird. Eine volle Ausprägung bedeutet, dass Verformungen und massive Einschränkungen in der Belastbarkeit der befallenen Gelenke bis hin zu Gelenkzerstörungen auftreten können. Außer den Gelenken entzünden sich möglicherweise auch Schleimbeutel und Sehnenscheiden. Als Folge können Sehnen abreißen. Schließlich kann sich die Entzündung auch auf innere Organe, beispielsweise Herzbeutel, Rippenfell, Lunge oder auf die Augen ausweiten. Dennoch können wir es nicht oft genug sagen: Eine solche Entwicklung ist heutzutage recht sicher zu verhindern!

Weitere Formen entzündlich-rheumatischer Erkrankungen
Reaktive Arthritis

Wie der Name schon sagt, tritt die Gelenkentzündung als Reaktion auf eine Infektion auf. Die Infektion hat zunächst nichts mit den Gelenken zu tun. Sie befällt meist den Darm oder den Urogenitaltrakt, also beispielsweise die Harnröhre. Auch der Rachen kann betroffen sein. Bekannte Erreger für infektreaktive Arthritiden sind beispielsweise Salmonellen oder auch Chlamydien.

Die Symptome der Infektionserkrankung müssen gar nicht stark sein. Manchmal klingen sie vollständig ab, ohne wahrgenommen worden zu sein. Einige Tage oder Wochen später treten dann Entzündungsanzeichen an Gelenken auf. Der Infekt ist

Die reaktive Arthritis tritt als Reaktion auf eine Infektion auf.

meistens bereits ausgeheilt und kann nicht mehr diagnostiziert werden. Für gewöhnlich ist eine antibiotische Therapie nicht notwendig. Neben Schmerzen machen sich Schwellungen und eine Überwärmung bemerkbar. Sie sind meist in der unteren Körperhälfte angesiedelt, etwa am Fuß-, Knie- oder Sprunggelenk.

Bei der reaktiven Arthritis erkrankt manchmal nur ein Gelenk auf einmal. Allerdings können die Beschwerden springen, also von einer zur anderen Stelle wechseln. Warum bei manchen Menschen aus einer Infektion eine Gelenkentzündung entsteht, ist nicht klar. Fest steht inzwischen, dass Menschen, bei denen das sogenannte Merkmal HLA-B27 im Blut nachgewiesen wird, fünfmal stärker gefährdet sind, reaktive Arthritis zu bekommen, als Menschen ohne diesen Faktor. Es handelt sich dabei um ein angeborenes Merkmal, sozusagen das „Gesicht" der weißen Blutkörperchen (Humanes Leukozyten-Antigen), das Bakterienbestandteilen ähnelt. Die Therapie hat die Linderung der Schmerzen und den Rückgang der Entzündung zum Ziel. Ist HLA-B27 nachweisbar, ist das Risiko eines chronischen Verlaufs größer. Hier wird öfter eine Basistherapie benötigt. Nach spätestens einem halben Jahr sollte alles überstanden sein.

Spondylarthropathien

Neben der rheumatoiden Arthritis ist die zweite große Gruppe der entzündlichen Rheumaerkrankungen die der Spondylarthropathien. Hierunter versteht man eine Erkrankungsgruppe, bei der Wirbelkörpergelenke betroffen sind. Zu den Unterformen gehören neben **Spondylitis ankylosans** und **enteropathischer Arthritis** auch die Psoriasis-Arthritis, also die Gelenkentzündung, die mit Schuppenflechte vergesellschaftet ist, sowie Rheuma in Verbindung mit chronisch-entzündlichen Darmerkrankungen und auch die reaktiven Arthritiden, die Gelenkentzündungen nach Infekten.

Psoriasis-Arthritis: Hier hat man es mit einer entzündlichen Gelenkerkrankung zu tun, die im Zusammenhang mit einer Schuppenflechte (Psoriasis vulgaris) auftritt. Sie wird Ihnen möglicherweise auch unter dem Begriff Arthritis psoriatica begegnen. Die Gelenkbeschwerden können gleichzeitig mit den typischen scharf begrenzten schuppenden Entzündungsherden der Haut oder auch später auftreten. Sehr selten beginnt es mit der Gelenkentzündung. Man muss davon ausgehen, dass zehn Prozent der Psoriasis-Patienten an Gelenkentzündungen leiden werden. Typisch ist ein angeschwollener einzelner Zeh oder Finger. Frauen und Männer sind dabei gleichermaßen betroffen. Wen es trifft, kann nicht vorausgesagt werden, da die Ursachen nicht bekannt sind. Jedenfalls hängt es nicht von der Intensität der Schuppenflechte ab. Vielmehr spielt eine gewisse erbliche Veranlagung eine Rolle. Auffällig: Menschen mit Schuppenflechtenbefall der Nägel sind besonders häufig in der Gruppe derer vertreten, die eine Arthritis bekommen.

Im günstigsten Fall löst die Hautkrankheit nur Gelenkschmerzen (Psoriasis-Arthralgie) aus, die in Schüben auftauchen, aber auch für lange Phasen wieder verschwinden. Kommt es tatsächlich zu Entzündungen, sind diese meist am Knie- oder Sprunggelenk sowie an den Finger- und Zehengelenken zu beobachten. Ganze Finger oder Zehen können in dieser Weise anschwellen. Man spricht dann von „Wurstzehen". Manchmal sind aber nur einzelne Endgelenke entzündet. So leicht die Beschwerden bei einigen Patienten ausfallen, so schwer sind sie bei anderen.

Um Linderung zu erreichen, behandelt man am besten beide Krankheitsbilder. Das ist mit modernen systemischen Therapien heute sehr gut möglich. Die Arthritis wird mit entzündungshemmenden und schmerzstillenden Medikamenten therapiert. Besonders wichtig ist es, medikamentös die Gelenkzerstörung aufzuhalten. Dazu sind Präparate auf dem Markt, die gut funktionie-

!

Schwere Verläufe der Psoriasis-Arthritis sind gut zu verhindern.

ren und auch den Hautbefund verbessern. Schwere Verläufe sind gut zu verhindern. Im nächsten Kapitel zur Rheumatherapie erfahren Sie mehr darüber.

Kollagenosen

Kollagenosen sind eine Gruppe von Autoimmunerkrankungen, die sich durch ein vielfältiges klinisches Bild auszeichnen. Gerade in frühen Phasen der Erkrankung ist die eindeutige Diagnosestellung oft sehr schwierig. Hierbei handelt es sich um Erkrankungen, bei denen neben Gelenkschmerzen, teils Gelenkentzündungen, oft auch eine Beteiligung des Bindegewebes, der Muskeln und inneren Organe zu beobachten ist. Am häufigsten ist das **Sjögren-Syndrom.** Der Verlauf dieser Erkrankung ist sehr unterschiedlich, manche Patienten brauchen wegen des milden Verlaufs keine immunmodulierende Therapie und kommen mit einer Behandlung der Symptome nach Bedarf aus. Für andere Patienten ist eine kontinuierliche Therapie sinnvoll. Neben Schmerzen und leichten Entzündungen an Gelenken können Lymphknotenvergrößerungen, Hautausschläge und meist einseitige Entzündungen der Speicheldrüsen auftreten. Insbesondere trockene Schleimhäute im Bereich der Augen, am Mund und an den Genitalien sind für manchen sehr belastend. Hier kann man meist mit lokal eingesetzten Maßnahmen gut helfen.

Auch im Fall von genitaler Trockenheit kann der Frauenarzt mit einer Lokaltherapie für Linderung sorgen. Dafür muss ihm das Problem allerdings bekannt sein. Leider schweigen viele Betroffene aus falscher Scham. Ein Tipp: Überwinden Sie sich und lassen Sie sich helfen. Es gibt keinen Grund, sich zu schämen!

Häufig berichten Patienten über Phasen mit ausgeprägter Erschöpfung, Abgeschlagenheit, Müdigkeit. All dies zusammen wird als Fatigue-Syndrom (engl. fatigue = Müdigkeit) bezeichnet. Oft ist die Differenzierung schwierig, ob es sich wirklich um einen Ausdruck von Erkrankungsaktivität des Sjögren-Syndroms handelt oder schlicht um die übliche Abgeschlagenheit und Erschöpfung, von der wir alle im Alltag mehr oder weniger betroffen sind. Auch bei anderen Kollagenosen ist Fatigue häufig ausgeprägt. Hier sind insbesondere auch nichtmedikamentöse Therapiebausteine ein wichtiger Bestandteil. Ganz einfach und wissenschaftlich nachgewiesen ist übrigens, dass ausreichend Schlaf für eine gute Krankheitskontrolle bei Systemischem Lupus Erythematodes wichtig ist. Tipps zum besseren Schlafen finden Sie ab Seite 95.

> **!**
>
> Nachgewiesen ist, dass ausreichend Schlaf für eine gute Krankheitskontrolle bei SLE wichtig ist.

Auch der eben erwähnte **Systemische Lupus Erythematodes**, kurz Lupus oder SLE, gehört zu den Kollagenosen, die das Bindegewebe angreifen. Hier löst er die unterschiedlichsten Entzündungen aus, vor allem an Muskeln und Gelenken. Laut der Lupus Erythematodes Selbsthilfegemeinschaft e. V. ist etwa einer von tausend Menschen weißer Hautfarbe betroffen, Asiaten und dunkelhäutige Menschen erkranken etwas häufiger. Frauen erkranken erheblich öfter an SLE als Männer, vor allem im Alter zwischen 16 und 40 Jahren, wenn die Produktion weiblicher Geschlechtshormone auf Hochtouren läuft. Es ist offensichtlich, dass die weiblichen Hormone das Entstehen der Krankheit begünstigen, verursachen tun sie es nicht.

Bemerkbar macht die Krankheit sich mit Symptomen wie Abgeschlagenheit und Fieber. Hinzu kommen die unterschiedlichsten Anzeichen: Gelenkschmerzen und -schwellungen, schmetterlingsförmige Rötungen im Gesicht um die Nase herum, Herzbeutel-, Lungen- oder Nierenentzündungen oder Störungen des Nervensystems. Das Bild kann sehr bunt sein, mal relativ leicht, mal sehr schwer. Da viele junge Frauen betroffen sind, ist das Thema der Familienplanung bei SLE-Patienten wichtig, aber durch eine konsequente gute Einstellung ist heute eine Schwangerschaft meistens möglich.

Eine Besonderheit stellt die Entwicklung von Thrombosen und Embolien dar, also Komplikationen durch Blutgerinnsel.

Daher ist eine spezialisierte interdisziplinäre Betreuung ganz wichtig. Heilbar ist der Lupus nicht, weshalb die regelmäßige Betreuung durch Ärzte umso bedeutender ist. Darüber hinaus sollte der Patient mit seinen Kräften haushalten und für ausreichend Schlaf sorgen, was für alle rheumatischen Autoimmunerkrankungen gilt. Mehr zu einer gesunden Lebensweise finden Sie ab Seite 85.

Des Weiteren gibt es in dieser Gruppe Entzündungen von Blutgefäßen, sogenannte Vaskulitiden. Dies sind oft schwerwiegende Erkrankungen, die zudem noch sehr schwer zu diagnostizieren sind. Da sie sehr selten sind, werden sie hier nicht näher behandelt.

Arthrosen

Arthrosen werden auch als Verschleißrheuma bezeichnet, da es sich um nichtentzündliche Formen des Rheumas handelt. Vor allem Hüft- und Kniegelenke sind von der Arthrose betroffen. Nicht so häufig treten die Beschwerden an den Schulter-, Ellenbogen-, Hand- und Fußgelenken auf. Frauen leiden häufig unter Arthrose der Fingergelenke.

Das Krankheitsbild

Ein leichtes Knirschen oder Reiben in den Gelenken kann ein Anzeichen für Arthrose sein.

Ein leichtes Knirschen oder Reiben, das in den Gelenken wahrgenommen wird, kann ein Anzeichen dafür sein, dass etwas nicht stimmt. Es können leichte Schwellungen und Schmerzen in Gelenken auftreten, möglicherweise der Ausdruck einer aktivierten Arthrose. Sollten Sie kurzzeitige Gelenkschwellungen nach körperlicher Anstrengung sowie vorübergehende Schmerzen nach dem Aufstehen (aus dem Bett und nach längerem Sitzen), beim Hinabsteigen von Treppen oder Bergen oder beim Herumdrehen im Bett bemerken, kann dies Arthrose sein.

Wenn sich erste Einschränkungen in der Bewegungsfähigkeit bemerkbar machen, ist sowohl die medikamentöse als auch nichtmedikamentöse Therapie, z. B. Krankengymnastik, hilfreich. Ohne Therapie nehmen die Symptome weiter zu, bis der Schmerz ständig zu spüren ist und die Bewegungsmöglichkeiten stark eingeschränkt sind. Jetzt kommen oft auch Entzündungen hinzu, die aus einer permanenten mechanischen Reizung der Gelenkinnenhaut entstehen. Im Endstadium ist die Knochenstruktur so stark beschädigt, dass die betroffenen Knorpel komplett zerstört sind. Eine Operation, etwa eine Gelenkspiegelung, kann notwendig werden; als letzte Möglichkeit besteht das Einsetzen eines künstlichen Gelenks.

Das passiert im Gelenk bei Arthrose
Stufe 1: Der Knorpel wird nicht ausreichend mit Nährstoffen versorgt. Seine Zellen beginnen kaputtzugehen.
Stufe 2: Die Auffaserung der Knorpelschicht schreitet voran. Es treten erste Risse auf. Die Gelenkflüssigkeit schafft es nicht, eine Reibung mit permanenter Verletzung der Gelenkteile zu verhindern. Risse und Kerben werden tiefer. Es kann sogar zum Abbrechen kleiner Knorpelfragmente kommen.
Stufe 3: Der Knorpel ist nun vollständig zerstört und legt Knochen frei. Um den Mangelzustand zu beheben, bildet der Organismus an den Gelenkrändern neue Knochenzellen, sogenannte Ausziehungen. Das Gelenk wird durch seine „neue Form" unnatürlich belastet, was zum Fortschreiten der Arthrose führt.
Stufe 4: Nachdem der Knorpel abgetragen ist, wird der Knochen durch mechanische Belastungen abgeschliffen.
Stufe 5: In der Endphase versucht der Organismus, den Verlust auszugleichen. Er bildet eine sogenannte Narbenplatte aus Bindegewebe, die sich an die Stelle des zerstörten Knorpels legt. Der Knochen ist dadurch leider erheblich weniger gut geschützt als in seinem Ursprungszustand.

Spondylose

Bei diesem Krankheitsbild handelt es sich um eine Arthrose, die die Wirbelgelenke, meist im Hals- und Lendenwirbelbereich, betrifft. Ursache und Verlauf der Erkrankung entsprechen weitgehend der eben beschriebenen Arthrose. Zusätzlich ist hierbei allerdings zu sagen, dass Fehlhaltungen Auslöser sein können. So sorgen beispielsweise Hohlkreuz oder zu starke Krümmungen der Wirbelsäule unter Umständen für eine vorzeitige Abnutzung der Bandscheiben. Das sind die knorpeligen Verbindungen zwischen den Wirbeln. Sie haben die gleiche Stoßdämpfer- bzw. Pufferfunktion wie die Knorpel in anderen Gelenken. Nutzen die Bandscheiben nun ab, wird die Rückenstreckmuskulatur versuchen, die Wirbelsäule gegen den Verlust der benötigten Puffersubstanzen aufzurichten. Das belastet die Wirbelgelenke, die ihrerseits abgenutzt und nach und nach fehlbelastet werden.

> **!**
>
> Hohlkreuz oder eine zu starke Krümmung der Wirbelsäule können eine vorzeitige Abnutzung der Bandscheiben verursachen.

Kreuz- oder Rückenschmerzen am Morgen und eine gewisse Steifigkeit sind klassische Symptome, vor allem, wenn sie bei Bewegung rasch nachlassen. Später bleiben die Schmerzen den ganzen Tag aktiv. Sie werden stärker, die Bewegungsfähigkeit dagegen schlechter. Im Endstadium können betroffene Wirbelpartien vollständig versteifen. Langjährige Wirbelsäulenschmerzen können mit einer zunehmenden Ausbreitung im ganzen Körper einhergehen. Diese Rückenschmerzen müssen von entzündlichen Rückenleiden, etwa Spondylitis, Osteoporose und anderen Ursachen abgegrenzt werden.

Sonstige rheumatische Erkrankungen

Zum Schluss seien Erkrankungen erwähnt, die gerade in der Differentialdiagnostik wichtig sind, also gegen Erkrankungen mit ähnlicher oder übereinstimmender Symptomatik abgegrenzt werden müssen.

Gicht

Die Gicht, in der Fachsprache Arthritis urica, betrifft vor allem Männer. Tritt sie auf, besteht häufig eine familiäre Veranlagung. Oft sind Gichtanfälle schon in jungen Jahren zu beobachten, ganz typisch ist der Gichtanfall der Großzehe, aber auch jedes andere Gelenk kann betroffen sein.

Es ist zu beobachten, dass Entzündungsschübe teilweise nach intensivem Feiern mit Alkohol auftreten. Typischerweise dauern Gichtschübe, die extrem schmerzhaft und hochakut sind, nicht allzu lange an, sondern klingen nach einigen Tagen ab. Medikamente können das deutlich beschleunigen. Bei einer chronischen Gicht können immer wieder leichtere Entzündungsschübe auftreten.

Im fortgeschrittenen Lebensalter tritt häufig die Chondrokalzinose auf, auch Pseudogicht genannt. Bei Menschen ab dem 60. Lebensjahr ist sie die häufigste Ursache einer Monarthritis, also der Entzündung eines einzelnen Gelenks. Meistens ist das Knie oder ein Handgelenk betroffen. Hier kann eine Röntgenaufnahme sehr hilfreich sein, insbesondere da diese Form der Gelenkentzündung im Kernspin nicht zu sehen ist.

Immer wieder wird diese recht häufige und gut behandelbare Erkrankung übersehen, da konventionelles Röntgen kaum noch durchgeführt wird. Sind Sie über 60 und leiden unter Gichtsyndromen, sollten Sie Ihren Arzt bitten, eine Röntgenaufnahme zu veranlassen. Im nächsten Abschnitt erfahren Sie mehr über Diagnosemöglichkeiten. Es muss aber gesagt werden, dass es manchmal nicht einfach ist, zwischen dem Schub einer eigentlich gut behandelten entzündlich-rheumatischen Erkrankung und einem Schub der Gicht oder Pseudogicht zu unterscheiden.

Borreliose

Auch auf die Borreliose soll kurz eingegangen werden. Hierbei handelt es sich um eine Erkrankung, die durch bestimmte Bakterien ausgelöst wird, die in der Regel durch Zecken übertragen werden. Wichtig ist auch hier wieder die Anamnese: Kann ein Zeckenbiss stattgefunden haben? Wie lange befindet sich der Schädling bereits auf Ihrem Körper? Dauert der Kontakt mit der Zecke weniger als 24 Stunden, werden die Borrelienbakterien in der Regel nicht übertragen. Liegt der Kontaktzeitraum im Bereich von mehreren Tagen, muss von einer Übertragung ausgegangen werden.

Zu beachten ist, dass das FSME-Virus, also der Erreger der Frühsommer-Meningoenzephalitis, auch bei kurzer Kontaktzeit übertragen werden kann. Daher wird in Endemie-Gebieten unbedingt eine FSME-Impfung, häufig „Zeckenimpfung" genannt, dringend empfohlen. Diese Impfung hilft allerdings nicht gegen die Borreliose. Gut, wenn Sie informiert sind, Grund zur Panik besteht jedoch nicht. Nach einem Zeckenbiss bekommen weniger als zehn Prozent der Betroffenen eine chronische Erkrankung, selbst wenn keine Therapie stattgefunden hat. Das liegt daran, dass zum einen nicht jede Zecke mit den Borrelienbakterien befallen ist. Die Zahlen schwanken von Region zu Region zwischen zehn und 50 Prozent. Zum anderen tritt bei raschem Entfernen gar keine Infektion auf. Drittens ist zu sagen, dass ein Großteil der infizierten Menschen die Infektion ohne Therapie überwindet. Dies erklärt auch die hohe Rate an positiven Bluttests, die oft für Verunsicherung und Verwirrung sorgen. Nach einer durchgemachten Infektion bleibt nämlich lange die Immunantwort im Blut nachweisbar. Unklar ist dann, ob der Patient aktuell eine

!

Nach einem Zeckenbiss bekommen weniger als zehn Prozent der Betroffenen eine behandlungsbedürftige Erkrankung.

Infektion hat, ob sie bereits eine geraume Zeit zurückliegt oder ob er nach durchgemachter Infektion vor längerem Zeitraum womöglich erneut infiziert ist. Das zeigt, wie schwierig die diagnostische Einordnung ist.

Das häufigste erste Anzeichen ist die sogenannte Wanderröte, das Erythema chronicum migrans. Dieses typische klinische Bild wird antibiotisch behandelt und damit geheilt. Eine Blutuntersuchung ist hier meist entbehrlich, da die Wanderröte eine sehr deutliche Sprache spricht.

Für die Rheumatologie sind die Spätformen der Borrelieninfektion von Bedeutung. Typisch sind die relativ schmerzarme Schwellung eines Knies oder auch anderer Gelenke sowie Sehnenscheidenentzündungen. Aufgrund solcher Beschwerden eine Borrelieninfektion zu diagnostizieren, ist nicht ganz einfach. Auch die verschiedenen Bluttests, ELISA-Test und BLOT-Verfahren, führen aus bereits genanntem Grund nicht leicht zu einer zweifelsfreien Diagnose. Der Direktnachweis von Borrelien aus der Zecke, wie manche Apotheken ihn anbieten, oder aus Gelenkflüssigkeit, ist keine Standardmethode und im Alltag nicht sinnvoll.

Weitere Formen der Borreliose, die Haut, Herz und Nervensystem betreffen können, machen deutlich, wie vielfältig das klinische Bild sein kann und wie wichtig es ist, die ganze Geschichte des Patienten zu kennen. Chronische Veränderungen der Haut, die sogenannte Akrodermatitis atrophicans, bei der sich das Bindegewebe verändert und verhärtet, und auch Herzrhythmusstörungen können Monate oder Jahre später auftreten. Auch vermeintliche Bandscheibenvorfälle mit Missempfindungen im Bein oder anderen Versorgungsbereichen von Nerven können durch eine Infektion hervorgerufen werden. Eine rechtzeitige antibiotische Therapie kann diese Formen verhindern. Verunsicherung wird oft durch sogenannte, meist selbsternannte „Borreliose-Päpste" erzeugt, die sich mit verschiedensten nicht überprüf-

!

In jedem Stadium der Borreliose ist in der Regel eine Heilung erreichbar.

baren Diagnose- und Therapiemethoden um vermeintliche chronische Borreliosen kümmern. Lassen Sie sich nicht ins Bockshorn jagen, denn die Borreliose-Erkrankung ist gar nicht so häufig, wie man befürchtet, sie ist aber in jedem Fall sehr gut behandelbar.

Fibromyalgie

!

Von Fibromyalgie sind Frauen ungefähr achtmal so häufig betroffen wie Männer.

Erst seit 1990 ist das Fibromyalgie-Syndrom, eine Anhäufung weichteilrheumatischer Beschwerden, als Krankheit definiert. Fibromyalgie lässt sich als Muskelfaserschmerz übersetzen: fibra (lat. = Faser) + myos (griech. = Muskel) + algos (griech. = Schmerz).

Der klassische Verlauf geht oft über viele Jahre, begleitet in den meisten Fällen von einer langen und nervenaufreibenden Kette von Untersuchungen bei den verschiedensten Fachärzten. Das liegt daran, dass die auftretenden Symptome so vielfältig sind, dass sie nichts miteinander zu tun zu haben scheinen. Die Erkrankung wird über Jahre hinweg chronisch. Schmerzen in Gelenknähe und Muskelverspannungen kommen am ganzen Körper vor. Sie verstärken sich, wenn der Betroffene lange Zeit in einer Haltung bleibt. Bewegt er sich wieder, ist oft eine Besserung zu beobachten. Besonders schmerzempfindlich reagieren die Übergänge zwischen Muskeln und Sehnen. Diese Punkte sind es nicht selten, die bei der Diagnose den entscheidenden Hinweis geben.

Hinzu kommen vegetative Störungen wie kalte Hände, ein trockener Mund, Schluckbeschwerden mit dem Gefühl, einen Kloß im Hals zu haben, Kreislaufbeschwerden mit Schwindelgefühlen, schwitzende oder zitternde Hände, Wassereinlagerungen. Diese sogenannten funktionellen Störungen gehören zum Krankheitsbild, ebenso Atembeschwerden, Kribbeln auf der Haut, Herzbeschwerden, Schmerzen beim Wasserlassen oder während der Regelblutung, Schlafstörungen sowie Unregelmäßigkeiten im Bereich des Verdauungstraktes wie den Wechsel von Verstopfung und Durchfall. Ein klassisches Symptom ist lähmende Müdigkeit, verstärkt durch Ein- und Durchschlafstörungen.

Die Diagnose ist das ganz große Problem dieser Erkrankung. Mithilfe von Labor- oder Röntgenbefunden kann man das Leiden nicht nachweisen. Weder Blutbild noch die gezielte Suche nach Rheumafaktoren bringt ein positives Ergebnis. Wie aber kommt es nun zur Diagnose der Fibromyalgie?

!

Die Fibromyalgie ist sehr schwer zu diagnostizieren.

- **Krankengeschichte:** Arzt und Patient müssen zusammen das Vorkommen, die Dauer, die Häufigkeit, die genaue Ausprägung und die Stärke der vorhandenen Symptome auflisten.
- **Ausschlussverfahren:** Es gibt eine ganze Reihe von Erkrankungen, die dem Fibromyalgie-Syndrom täuschend ähnlich sind. Diese müssen ausgeschlossen werden.
- **Druckpunkte-Test:** Bei den Betroffenen ist die Schmerzempfindlichkeit an bestimmten Punkten, „tender points" genannt, deutlich erhöht.

Wichtig für Betroffene ist, dass verschiedene Rheumaformen nebeneinander bestehen können. So kann ein Patient mit entzündlich-rheumatischen Beschwerden gleichzeitig eine Fibromyalgie, sprich chronische Schmerzen am Bewegungsapparat, entwickeln. Meist ist es nicht einfach, die Ursache für die Symptome und Beschwerden auseinanderzuhalten.

Typische weichteilrheumatische Beschwerden

... der Muskeln: Muskelverspannungen kommen am häufigsten vor. Überlastung und lang andauernde Anspannung kann zu Muskelverhärtungen, sogenannten Myogelosen, führen.

... der Sehnen und Sehnenscheiden: Sehnenleiden werden Tendopathien genannt. Sie treten gern bei ungewohnten Belastungen auf, ein typisches Beispiel ist der Tennisellenbogen. Auch Sehnenscheiden reagieren häufig auf Überlastung. Es kann zu Schwellungen und Sehnenknötchen kommen.

... der Schleimbeutel: Schleimbeutel sind die Polsterung zwischen Knochen und Sehnen oder Muskeln. Sind sie andauerndem Druck ausgesetzt, können sie mit einer schmerzhaften Reizung reagieren.

Habe ich wirklich Rheuma?

Ein unter Ärzten bekannter Spruch lautet: „Wenn man es nicht erklären kann, sieht man es als rheumatisch an!" Steht nach einer mehr oder weniger langen Leidenszeit die Diagnose Rheuma im Raum, stellt sich der Patient daher zu Recht häufig die Frage, ob sie denn überhaupt stimmt. Kein Wunder, denn an obigem Zitat ist viel Wahres dran. Heißt es nicht oft genug, wenn Beschwerden nicht zu erklären sind, handle es sich um Rheuma? Es ist leider so: Die Diagnosestellung bei rheumatischen Erkrankungen ist kompliziert. Brechen Sie sich das Sprunggelenk, weil Sie auf den nassen Fliesen ausgerutscht sind, ist die Sache klar. Sie wissen genau, wann was wo und wie passiert ist. Zudem ist die Verletzung beim Röntgen eindeutig zu sehen. Bei rheumatischen Erkrankungen ist das oft ganz anders. Sie haben, wie die meisten Krankheitsbilder, die vom Immunsystem verursacht werden, meist einen wellenförmigen Verlauf. Mal sind die Symptome also ausgeprägt und machen dem Betroffenen schwer zu schaffen,

!

Die Diagnosestellung bei rheumatischen Erkrankungen ist leider kompliziert.

dann wieder sind sie kaum zu spüren. Das trägt dazu bei, dass die Diagnosestellung viel Zeit beansprucht.

Ist ein Patient enttäuscht, dass wir ihm für seine Beschwerden keinen eindeutigen Befund nennen können, sagen wir manchmal: „Seien Sie froh! Je kränker der Patient ist, desto einfacher ist die Diagnose zu stellen." Im Umkehrschluss heißt das: Tut sich Ihr Rheumatologe mit der Diagnose schwer, sind Sie eigentlich noch ganz gut dran. Typisch für Rheumaerkrankungen ist, dass am Anfang das Vollbild der Erkrankung oft nicht nachzuweisen ist. Durch früh einsetzende und sehr gute Therapien wird das Vollbild auch nie auftreten. Insofern ist die genaue rheumatologische Untersuchung, zu der eine ausführliche Anamnese und Ganzkörperuntersuchung gehören, ein ganz wichtiger Baustein. Ergänzt wird dies durch Labordiagnostik und Bildgebung. Sie sollten wissen: Man kann Rheuma haben, ohne dass sich Auffälligkeiten im Blut zeigen. Umgekehrt können Auffälligkeiten im Blut sein, wie etwa ein positiver Rheumafaktor, dennoch kann Rheuma nicht zweifelsfrei diagnostiziert werden.

Klarheit schaffen

Das klingt alles sehr verwirrend? Sprechen Sie Ihre Zweifel an der Diagnose ruhig an und fragen Sie gründlich nach. In den meisten Fällen ist die Diagnose zu stellen, in manchen Fällen wandelt sich das Bild im Verlauf der Erkrankung aber auch. Wenn Sie unsicher sind, kann eine zweite Meinung hilfreich sein. Bedenken Sie dabei, dass durch den Krankheitsverlauf das klinische Bild ein paar Wochen oder Monate später ganz anders aussehen kann.

Ebenso schwierig wie die Diagnose selbst ist die Einordnung der unterschiedlichen Beschwerdeursachen. Das gilt sowohl für den Betroffenen als auch für den Arzt. Häufig bestehen Mischbilder. Arthrose, also Verschleißrheuma, wie auch Arthritis, also ent-

!

Eine genaue
Abgrenzung der
Beschwerden ist
notwendig, da dies
für die Therapie
enorm wichtig ist.

zündliches Rheuma, können parallel bestehen. Eine genaue Abgrenzung der Beschwerden ist aber notwendig, da dies für die Therapie enorm wichtig ist. Klinische Diagnostik, Bildgebung und Labor können hier hilfreich sein. Trotzdem kann es vorkommen, dass die genaue Diagnose (noch) nicht sicher zu stellen ist. Betrachten Sie sich und Ihren Arzt als Team und entscheiden Sie gemeinsam, ob eine Basistherapie sinnvoll ist oder ob eine rein symptomatische Therapie ausreicht.

Elemente der Rheuma-Diagnostik
Die Untersuchung

Bringen Sie zur Untersuchung Notizen über alle aufgetretenen Symptome mit, besonders über die Art Ihrer Schmerzen, wo und wann genau sie auftreten. Je mehr Sie Ihrem Rheumatologen erzählen können, desto mehr tragen Sie zu einem besseren Ergebnis bei. Sind die Schmerzen beispielsweise zu einer bestimmten Tageszeit schlimmer oder treten sie nach dem Genuss spezieller Lebensmittel auf? Wirken Kälte oder Wärme lindernd oder wird der Schmerz noch stärker? Auch die Art des Schmerzes – klopfend, ziehend oder eher stechend – kann dem Arzt wichtige Hinweise liefern. So ist der Entzündungsschmerz beispielsweise pochend dumpf und nimmt bei Ruhe zu. Bei Arthrose dagegen werden die Beschwerden bei Belastung schlimmer. Der Rheumatologe wird Ihnen weitere Fragen stellen, die häufig weit in die Vergangenheit zurückreichen können. Aus der Krankengeschichte lassen sich nicht selten Rückschlüsse auf mögliche Auslöser ziehen. Erkrankungen, die bereits im Vorfeld der entzündlichen Beschwerden vorgelegen haben, geben oft wertvolle Hinweise.

Neben dem ausführlichen Gespräch ist natürlich die körperliche Untersuchung wichtig. Der Arzt wird einen umfassenden Körperstatus erheben und schmerzhafte geschwollene Gelenke dokumentieren. Er wird dabei feststellen, wie viele Gelenke geschwollen und wie viele bei leichtem Druck schmerzhaft sind. Es wird nach Schwellungen, Rötungen und sonstigen Veränderungen gesucht. Aber auch die Funktionsprüfung der Gelenke gehört dazu. Dabei werden auch solche Gelenke überprüft, an denen Ihnen bisher keine Beschwerden aufgefallen sind. Der Rheumatologe muss herausfinden, ob es sich um entzündliche oder verschleißbedingte Probleme handelt und ob nur eines oder gleich mehrere Gelenke betroffen sind.

Labor

Eine Blutentnahme wird der nächste Schritt sein. Sie soll weitere Informationen ans Licht bringen oder auch andere Erkrankungen ausschließen. So kann sie etwa das Ausmaß der Entzündung oder bestimmte sogenannte Rheumafaktoren zeigen. Ein Hinweis auf Entzündungen kann die Zahl der weißen Blutkörperchen sein.

Auch die Blutsenkungsgeschwindigkeit gibt Auskunft. Je rascher bestimmte Blutbestandteile in einem Messglas zu Boden sinken, desto aktiver ist die Entzündung. Noch ein sogenannter Entzündungsmarker ist das CRP, das C-reaktive Protein, das sich gerade bei beginnenden Entzündungsphasen gut nachweisen lässt.

Leider kann aufgrund erhöhter Werte oder einer erhöhten Blutsenkungsgeschwindigkeit noch keine Diagnose gestellt werden: Es gibt zu viele entzündliche Erkrankungen, die noch in Frage kommen. Auch sogenannte Rheumafaktoren führen nicht zur absoluten Sicherheit. Sie sind zwar bei vielen Patienten mit entzündlichen Erkrankungen des rheumatischen Formenkreises nachweisbar, aber eben nicht bei allen. Gerade bei frühen Fällen von rheumatoider Arthritis können oft noch keine Rheumafaktoren nachgewiesen werden. Auf der anderen Seite können diese Antikörper auch bei bis zu zehn Prozent der gesunden Menschen, abhängig vom Lebensalter, festgestellt werden, Tendenz mit zunehmendem Alter steigend.

!

Eine Blutentnahme bringt weitere Informationen ans Licht und kann andere Erkrankungen ausschließen.

Mehr Sicherheit bringt der sogenannte CCP-Antikörper. Er reagiert auf die Aminosäure Citrullin, die in Fibrin enthalten ist. Fibrin spielt im Gerinnungsprozess eine Rolle, wird aber auch bei Entzündungen in Gelenken freigesetzt. Wo der CCP-Antikörper gefunden wird, liegt mit einiger Wahrscheinlichkeit ein Entzündungsprozess vor, der auf eine RA hinweist. Diese vor noch nicht sehr langer Zeit entdeckte Substanz hat den unschlagbaren Vorteil, bereits in einem frühen Stadium der Erkrankung nachweisbar zu sein. Eine zwingende Voraussetzung, um möglichst rasch mit der Therapie beginnen zu können. Erhöhte Werte können allerdings dem Ausbruch der Erkrankung Jahre vorausgehen.

Eine weitere Laboruntersuchung betrifft weitere Auto-Antikörper, die bei einigen rheumatischen Erkrankungen eine Rolle spielen. Auto-Antikörper sind Eiweißstoffe, mit denen das Immunsystem fälschlicherweise körpereigene Strukturen bekämpft. Bei einigen Vaskulitisarten, also bestimmten rheumatischen Gefäßerkrankungen, ist das der Fall. Stößt der Arzt auf ANCA (Anti-Neutrophile Cytoplasmatische Antikörper), die sich gegen weiße Blutkörper richten, dürfte die Diagnose einer rheumatischen Gefäßentzündung so gut wie feststehen. Andere Antikörper im Blut, die ANA (antinukleären Antikörper) oder auch ANF (antinukleäre Faktoren) genannt, sind typische Marker bei Kollagenosen wie dem SLE oder dem Sjögren-Syndrom. Bei letzterer Krankheit werden Speichel- und Tränendrüsen befallen. Neben einer Untersuchung der Speichel- und Tränenproduktion wird darum gelegentlich auch etwas Drüsengewebe entnommen und mikroskopisch untersucht. Das Ergebnis führt zur sicheren Diagnose oder natürlich zu einem Ausschluss.

Ebenfalls zur Labordiagnostik gehört die Synoviaanalyse, eine labormedizinische Untersuchung von Gelenkflüssigkeit, die durch eine Gelenkpunktion gewonnen wird. Sie ermöglicht es, zwischen einem Erguss durch Verschleiß und durch verschiedene Entzündungsursachen, wie z. B. bei Gicht, sicher zu unterscheiden. Mehr über die Gelenkpunktion erfahren Sie auf Seite 71.

Bildgebung

Steht die Diagnose noch nicht endgültig fest oder soll das Fortschreiten einer bestimmten Erkrankung überprüft werden, ordnet der Rheumatologe bildgebende Untersuchungen an. So kann ein Blick auf knöcherne Veränderungen, Weichteilveränderungen, die Durchblutung oder Ödeme bei Entzündungen geworfen werden. Gerade bei den Arthrosen, also den degenerativen Gelenkerkrankungen, ist diese Diagnoseform sehr häufig. Um Bilder von verschiedenen Körperteilen zu bekommen, gibt es eine Reihe von Methoden bzw. Apparaten.

> **!**
> Um Bilder von verschiedenen Körperteilen zu bekommen, gibt es eine Reihe von Methoden bzw. Apparaten.

Röntgen: Röntgenstrahlen werden durch den betreffenden Körperteil geschickt. Knochen schwächen den Großteil der Strahlen ab und erscheinen auf dem ansonsten geschwärzten Röntgenbild weiß. Heutzutage ist das digitale Röntgen möglich und meist verfügbar. Dabei kann das Bild direkt am Computermonitor betrachtet werden. Die Strahlendosis, die heutzutage eingesetzt wird, ist absolut vertretbar und für den Körper verträglich. Trotzdem ist es sinnvoll, Röntgenbilder von einem Arzt an den anderen weiterzuleiten, da jede neue Untersuchung eine weitere Strahlenbelastung bedeutet. Röntgen ist vor allem zur Beurteilung der Knochen gut geeignet und eine wichtige Kontrolle des Therapiefolges, z. B. bei der rheumatoiden Arthritis.

Computertomografie: Bei diesem Verfahren wird ebenfalls mit Röntgenstrahlen gearbeitet. Mit ihrer Hilfe entstehen viele Schichtaufnahmen einer Körperregion. Insbesondere bei Fragestellungen zu knöchernen Veränderungen und wenn eine Kernspintomografie nicht möglich ist, wird die Computertomografie,

CT abgekürzt, durchgeführt. Spezielle CT-Techniken (Dual-Energy-CT) erlauben die exakte Erkennung von Gichtkristallen.

Ultraschall: Bei der Ultraschalluntersuchung, auch Sonografie genannt, sendet der Arzt Schallwellen in den Körper des Patienten. Diese werden entweder reflektiert oder absorbiert. Diese werden von den unterschiedlichen Körperstrukturen unterschiedlich reflektiert und absorbiert. Durch die sogenannte Doppler-Diagnostik kann Durchblutung gemessen werden, so auch eine vermehrte Durchblutung z. B. bei einer Entzündung. Auf diese Weise kann heute auch das Ansprechen einer Therapie sichtbar gemacht werden. Des Weiteren kann mit Hilfe des Ultraschalls Flüssigkeit gut dargestellt werden und z. B. für eine Gelenkpunktion die exakte Lokalisierung vorgenommen werden. Risiken sind mit einer Ultraschalluntersuchung nicht verbunden, sie kann daher immer wieder genutzt werden.

Kernspintomografie: Die Kernspintomografie, auch als Magnetresonanztomografie bekannt, zeichnet mithilfe eines Magnetfelds ein Schnittbild durch den Körper. So ist es möglich, verschiedene Schichten des Körpers, sei es horizontal oder vertikal, darzustellen. Ein großer Vorteil ist, dass schon kleinste Entzündungsherde auszumachen sind. Außerdem kann Weichteilgewebe und Knorpelmasse sehr detailliert gezeigt werden, was selbst kleine Veränderungen sichtbar macht. Schädliche Nebenwirkungen oder Risiken dieser Methode sind nicht bekannt. Allerdings kommt sie für Menschen mit Metall im Körper, z. B. Metallprothesen oder Herzschrittmacher, nicht oder nur ausnahmsweise in Frage.

Szintigrafie: Wenn beispielsweise Entzündungen im Skelettsystem vermutet werden, kann die Szintigrafie Klarheit bringen. Schwach radioaktiv strahlende Kontrastmittel werden in die

Blutbahn eingebracht. Die ausgesandte Strahlung kann entweder als einzelnes Bild, genannt Szintigramm, oder als Abfolge hintereinander aufgezeichneter Bilder dargestellt werden. Meist wird die Dreiphasen-Skelettszintigrafie eingesetzt. Durch die verschiedenen Phasen kann zwischen akuter Entzündung, eher Verschleißveränderungen und auch versteckten Herde von Knochenprozessen unterschieden werden. Mit einer einzigen Untersuchung kann das gesamte Skelett dargestellt werden. Mit Röntgen hat diese Untersuchung nichts zu tun, aber sie hat auch eine gewisse Strahlenbelastung.

Arthroskopie: Zuletzt sei noch die Arthroskopie genannt, bei der es um die invasive Untersuchung von Gelenken geht. Mit einem speziellen Endoskop, vereinfacht gesagt einer Kamera mit Lichtquelle, Spül- und Absaugvorrichtung, kann der Arzt direkt in das Gelenk schauen. Besonders Entzündungen, aber auch durch Abnutzung entstandene Veränderungen lassen sich damit meistens identifizieren. Ein großer Vorteil: Noch während der Untersuchung können mit winzigen Spezialinstrumenten kleine operative Eingriffe vorgenommen werden. Desweiteren können Gewebeproben beim Pathologen mikroskopisch untersucht werden. Jede Arthroskopie ist ein Eingriff. Der Körperteil wird mindestens örtlich betäubt. Ein kleiner operativer Schnitt ist immer notwendig, um die Instrumente einzuführen. In seltenen Fällen kann es zu Verletzungen, Blutungen oder Infektionen kommen.

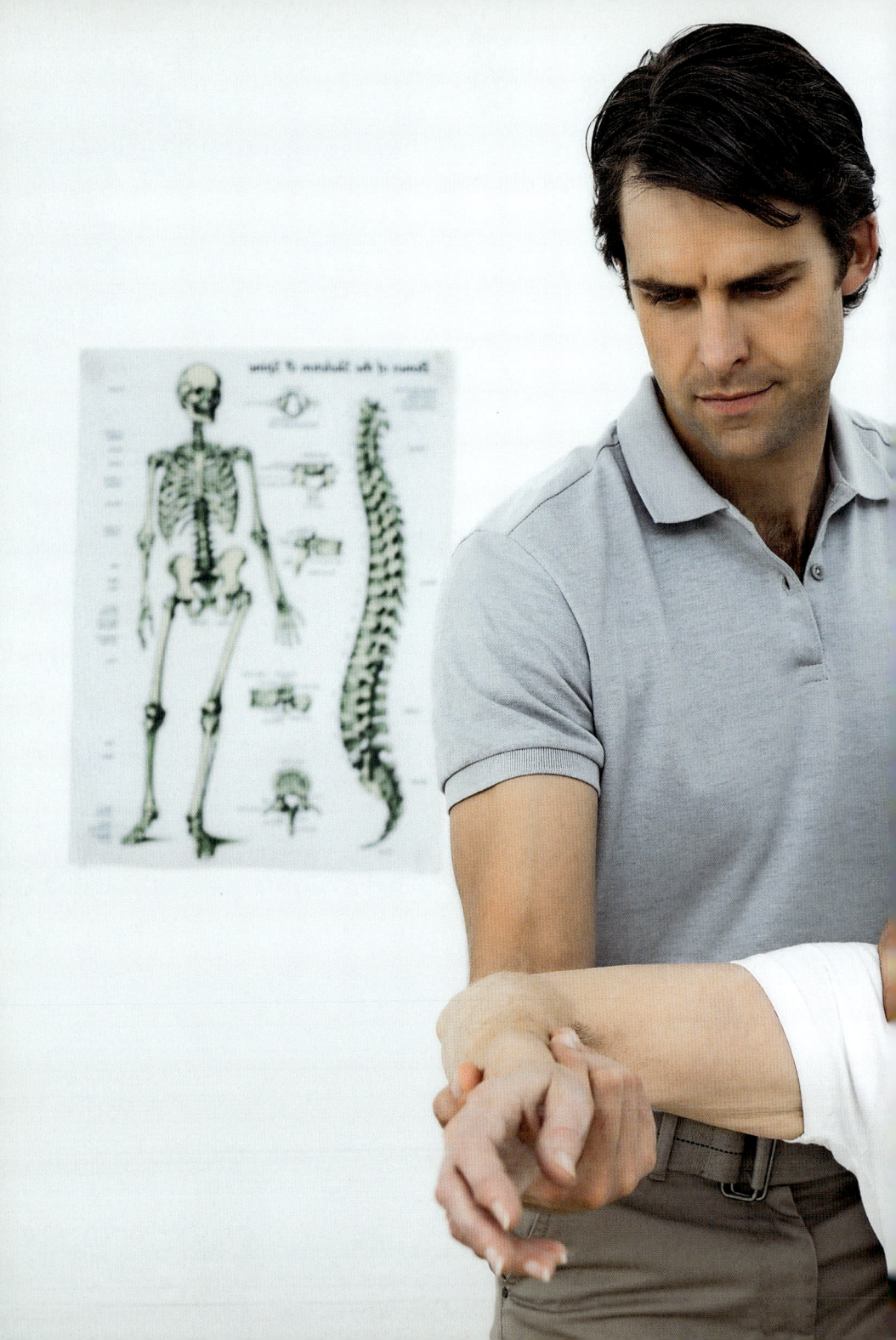

DIE MODERNE RHEUMATHERAPIE

Schmerzen bei Rheuma müssen heutzutage nicht mehr sein! Wenn feststeht, unter welcher Art von Rheuma Sie leiden, kann eine wirksame Therapie in Angriff genommen werden, die die Erkrankung kontrolliert und Ihnen ein weitgehend normales Leben ermöglicht. Welche Arzneimittel es gibt, wie sie wirken, wie man sie kombinieren kann und was Sie selbst darüber hinaus für sich tun können, erfahren Sie in diesem Kapitel.

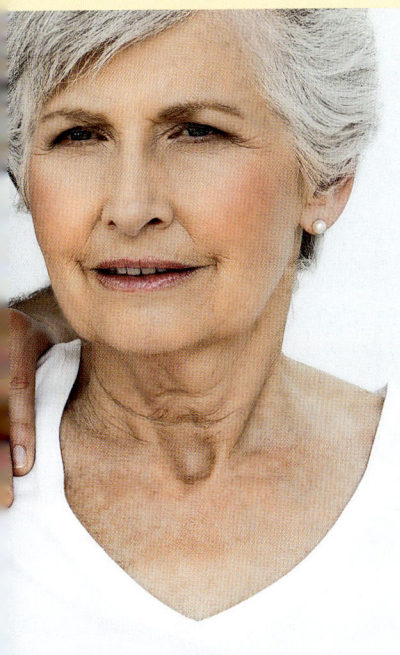

Rheuma ohne Symptome ist möglich

In den letzten 15 Jahren wurde die Rheumatherapie revolutioniert. Die Entdeckung neuer Wirkmechanismen und Entwicklung von Medikamenten, die diese effektiv nutzen, hat zu einem völligen Umdenken in der Rheumatherapie geführt. Ging es früher in erster Linie um die Linderung der Schmerzen und um den Versuch, die Gelenkfunktion durch Physiotherapie und andere nichtmedikamentöse Maßnahmen zu erhalten, wird heute nahezu jeder Rheumapatient medikamentös so eingestellt, dass die Aktivität der Erkrankung kontrolliert wird. Und das ist gut so.

!

Das Therapieziel heute heißt Remission: das Verschwinden der Krankheitssymptome und das Abstellen der Entzündungsaktivität.

Das Therapieziel heute heißt Remission. Das bedeutet, das Verschwinden der Krankheitssymptome und das Abstellen der Entzündungsaktivität stehen im Mittelpunkt. Im besten Fall sind Sie sich Ihrer Krankheit nur noch bewusst, weil Sie regelmäßig Medikamente einnehmen und gelegentlich Ihren Rheumatologen und Hausarzt aufsuchen. Neue Erkenntnisse über immunologische Zusammenhänge bei chronischen Entzündungen machen diese neue Therapiestrategie möglich. Ziel ist die Unterbrechung von Entzündungskaskaden an ganz bestimmten Knotenpunkten, sodass diese zum Erliegen kommen und die Krankheit gestoppt wird. Das hat verschiedene Effekte: Zum einen wird ein eventueller Schub mit Schmerzen und Schwellungen beendet, zum anderen können Spät- und Langzeitfolgen wie Gelenkfehlstellungen, Funktionseinbußen und schließlich die Zerstörung der Gelenke verhindert werden.

Das „Treat-to-Target"-Konzept

Übereinstimmend wird heute das sogenannte „Treat-to-Target"-Konzept als Strategie in der Rheumatherapie verfolgt. Übersetzt könnte man das Konzept auch „Zielgerichtete Behandlung" nennen. Was steckt dahinter? Grundlage ist die Vereinbarung zum Therapieziel zwischen Arzt und Patient von Besuch zu Besuch.

Kann ein Ziel, im besten Fall die Remission, nicht erreicht werden, wird man die niedrigstmögliche, gerade noch akzeptable Krankheitsaktivität ermitteln. Zwischen Ihnen und Ihrem Arzt wird nun eine Strategie vereinbart, wie dieser Zustand dauerhaft gehalten werden kann. Sollte dieses Ziel bis zum nächsten Besuch nicht erreicht worden sein, wird es nicht etwa nach unten korrigiert, sondern die Strategie wird geändert, um das Ziel bis zum nächsten Besuch zu erreichen. Ein Vergleich zum Verständnis: Jemand beschließt, bis zu einem festgelegten Zeitpunkt mit dem Rauchen aufzuhören. Ist ihm das zur ausgemachten Zeit nicht gelungen, gibt er sich nicht etwa damit zufrieden, künftig einfach weniger zu rauchen, sondern er legt einen neuen Zeitpunkt fest und probiert eine andere Methode aus.

Einige Prinzipien des „Treat-to-Target"-Konzepts lauten:

- Der Patient wird gründlich über sämtliche Therapiemöglichkeiten sowie deren Nutzen und Risiken aufgeklärt. Der Arzt kann Empfehlungen aussprechen und begründen. Die Entscheidung für eine bestimmte Therapie soll jedoch gemeinsam getroffen werden.

- Erstes Ziel ist die dauerhafte und maximal mögliche Verbesserung der Lebensqualität. Regelmäßige Kontrollen, die auch Veränderungen an Gelenken und Knochen aufdecken, die nicht spürbar sind, helfen, das Ziel zu erreichen. Unter Lebensqualität wird in diesem Zusammenhang die Wiedergewinnung und Erhaltung der körperlichen Funktionsfähigkeit verstanden, die mit einer aktiven Teilnahme am täglichen Leben einhergeht.

- Um das Ziel zu erreichen, muss zuallererst die Gelenkentzündung gestoppt werden.

- Mithilfe einer regelmäßigen Überwachung der Krankheitsaktivität mittels Labor- und anderen Untersuchungen sowie anhand verschiedener Patientenbefragungen und der Anpassung der Therapie ist die beste Kontrolle zu erreichen.

Am Anfang des Kapitels haben Sie gelesen, dass heute nahezu jeder Rheumapatient medikamentös eingestellt wird. Trotzdem sprechen wir hier nicht von einer Festlegung auf bestimmte Mittel, sondern von einer Therapiestrategie. Das liegt daran, dass die Rheumatherapie trotz hervorragender Medikamente mehrere Bausteine umfasst. Neben den Akutmitteln gegen Schübe und Schmerzen und den Langzeit-Basismedikamenten sind auch Bewegungsübungen und eine gesunde Lebensführung von Bedeutung. Das gesamte Zusammenspiel sollte jeweils individuell auf den einzelnen Patienten zugeschnitten sein. Die wichtigste und schönste Botschaft: Das Spektrum an möglichen Therapiebausteinen ist inzwischen so groß, dass Rheuma sehr gut behandelbar geworden ist.

> **!**
>
> Das Spektrum an Therapiebausteinen ist so groß, dass Rheuma sehr gut behandelbar geworden ist.

Medikamentöse Therapie

Forschung und Entwicklung haben in den letzten Jahren im Bereich der Rheuma-Medikamente beachtliche Fortschritte gemacht. Für den Patienten heißt das: Es gibt auf dem Markt heute eine große Auswahl an wirksamen Präparaten, die eine echte Hilfe für das Leben mit der chronischen Erkrankung darstellen.

Aktuell ordnet man die eingesetzten Arzneimittel in fünf Hauptgruppen ein:

1. NSAR (nicht-steroidale Antirheumatika: Entzündungshemmer, die kein Cortison enthalten)
2. Cortisonpräparate
3. Basistherapeutika (langwirksame Antirheumatika, sogenannte DMARDs)
4. Biologika
5. Analgetika (Schmerzmittel)

Vordringliche Ziele der Therapie sind zum einen das Stoppen der Entzündung sowie die Schmerzlinderung. In der Praxis wird Ihr Rheumatologe die Medikamentenbehandlung speziell auf Sie zuschneiden. Schmerzen können unterschiedlich stark ausgeprägt sein und entsprechend nach unterschiedlichen Arzneimitteln verlangen. Natürlich kann es vorkommen, dass gleichzeitig Entzündungen und Schmerzen behandelt werden müssen. Die Gabe von Medikamenten stellt daher meist eine Kombination aus mehreren Präparaten dar. Im folgenden Abschnitt stellen wir die wesentlichen Wirkstoffe vor.

NSAR (nicht-steroidale Antirheumatika)

Diese Gruppe macht den größten Teil der bei sämtlichen Schmerzen eingesetzten Arzneimittel aus. Schmerzen des Bewegungsapparates gehören dazu. Die Behandlung hat das Ziel, die akuten Begleiterscheinungen einer Entzündung zu stoppen, also Schmerzen, Gelenkschwellungen, Überwärmung und die Steifigkeit, die vor allem morgens auftritt, zu mildern. Die Wirkung setzt in aller Regel recht schnell ein und hält je nach Präparat zwischen einigen Stunden und einem Tag an. Klingt die Entzündung ab, kann die Dosis gesenkt oder das Mittel nach Rücksprache mit dem Arzt auch ganz abgesetzt werden. NSAR können, wenn sie über einen bestimmten Zeitraum konsequent eingenommen werden, auf lange Sicht eine Entzündung abklingen lassen, sodass die Beschwerden nicht sofort wiederkommen.

> **!**
>
> NSAR sind Entzündungshemmer ohne Cortison.

Grundsätzlich gilt, dass nicht-steroidale Antirheumatika in der Regel keine Dauertherapie sind, sondern bei Schmerz- und Entzündungsschüben oder bei einem Mischbild von entzündlichen und degenerativen Beschwerden bei Bedarf eingesetzt werden können. Kommt es ausnahmsweise zu einer Einnahme von NSAR über einen längeren Zeitraum, wird diese vom Arzt begleitet. Das trifft auch für das Absetzen dieser Medikamente zu.

Die wichtigsten unerwünschten Arzneimittelwirkungen, kurz UAW, betreffen den Magen-Darm-Trakt und das Herz-Kreislauf-System. Dazu gehört die Erhöhung des Blutdrucks. Werden aus der Vergangenheit Magenbeschwerden, Magenblutungen oder chronische Entzündungen des Dickdarms berichtet, so sind NSAR möglichst zu meiden oder nur in möglichst niedriger Dosierung kurzfristig einzusetzen. Tritt nach Verwendung von NSAR Fieber auf, ist der Stuhl schwarz oder wird Blut im Stuhl entdeckt, informieren Sie sofort den Arzt! Durch die Gabe entsprechender Magenschutzpräparate, sogenannter Protonenpumpeninhibitoren, lässt sich die Verträglichkeit von NSAR deutlich verbessern.

NSAR – das müssen Sie wissen

- Werden die NSAR vorwiegend gegen entzündliche Beschwerden eingesetzt, so ist häufig eine morgendliche und abendliche Einnahme sinnvoll, damit rund um die Uhr ein Wirkspiegel erreicht wird. Bei belastungsabhängigen Schmerzen, etwa durch Arthrosen, kann auch eine einmalige Gabe reichen.
- Sind bereits Magengeschwüre oder eine chronische Magenschleimhautentzündung in der Vergangenheit bekannt, so steigt das Risiko, unter unerwünschten Wirkungen zu leiden, die den Magen-Darm-Trakt betreffen.
- Auch für ältere Patienten, außerdem Raucher und Patienten mit häufigem regelmäßigem Alkoholgenuss, sind NSAR nur bedingt geeignet.
- Werden NSAR mit Glucocorticoiden kombiniert, besteht für die Magenschleimhaut ein deutlich höheres Risiko als bei der Verwendung von NSAR oder Cortison alleine. Empfiehlt Ihr Arzt dennoch eine Kombination, sollte auf jeden Fall ein Magenschutz dazu gegeben werden.
- Patienten, die Marcumar oder andere gerinnungshemmende Medikamente einnehmen, sollten dies unbedingt ihrem

Rheumatologen mitteilen. In der Regel sollte Marcumar nicht mit NSAR kombiniert werden.

- Kombinationen von mehreren NSAR sind in der Regel nicht sinnvoll, da sie dieselbe Wirkungsweise haben.
- Die regelmäßige Einnahme von NSAR erfordert eine engmaschige Überwachung von Blutbild und Leber- und Nierenwerten sowie des Blutdrucks. Das gilt vor allen Dingen bei älteren Patienten.
- Im letzten Drittel der Schwangerschaft sollten NSAR nicht eingenommen werden. Am Anfang der Schwangerschaft sind als schmerzlindernde Medikamente Paracetamol und Ibuprofen Mittel der Wahl. Es versteht sich von selbst, dass Sie diese nur in Absprache mit dem Arzt einnehmen!

Wichtig: Geduld mitbringen
Die unterschiedlichen NSAR werden ganz unterschiedlich vertragen. Auch kann die Wirkung in einer gesundheitlichen Situation gut, in einer anderen aber enttäuschend sein. Leider kann man das nicht vorher testen. Jeder muss sein Mittel finden. Daher nur Geduld! Es muss oft einige Zeit „herumprobiert" werden, bis das geeignete Präparat gefunden ist.

NSAR sind seit den 70er-Jahren auf dem Markt, zum Teil frei verkäuflich in der Apotheke erhältlich. In den letzten zehn Jahren wurde diese Medikamentenklasse mit kritischem Blick neu bewertet. Das liegt daran, dass Langzeitstudien und Langzeiteinnahmen in hohen Dosierungen gezeigt haben, dass bestimmte NSAR, unter anderem auch Diclofenac, eine leicht erhöhte Rate an Herzinfarkt und auch Todesfällen bedingen können. Verschiedene Präparate weisen verschiedene Risikostufen auf. Es muss darum die Gesamtsituation betrachtet werden: Besteht ein erhöhtes Risiko im Herz-Kreislauf-Bereich, kommen Präparate wie Napro-

> !
>
> Die Rheuma-
> therapie muss die
> Begleiterkrankun-
> gen des Patienten
> berücksichtigen.

xen eher in Frage. Auf der anderen Seite liegen hier Risiken, die den Magen-Darm-Trakt betreffen, wiederum etwas höher. Auch kann es Wechselwirkungen von Ibuprofen und S-Acetylsalicylsäure (ASS) geben. Derartige Studienergebnisse und Erfahrungen zeigen, dass auch eine eigentlich ganz banale Rheumatherapie von zusätzlichen Begleiterkrankungen des Patienten abhängig ist und einer genauen ärztlichen Medikationsstellung und Therapieüberwachung bedarf.

Generell gilt für NSAR, dass eine möglichst niedrige Dosis über einen möglichst kurzen Zeitraum angestrebt wird. Zu beachten ist aber, dass die entzündungs- und schwellungshemmenden Effekte von NSAR erst nach zwei bis drei Tagen richtig zur Wirkung kommen, sodass je nach auftretenden Beschwerden selbstverständlich auch eine Einnahme über mehrere Tage oder Wochen sinnvoll und Therapie der Wahl sein kann.

Diclofenac

Dieser Wirkstoff eignet sich bei Entzündungen in Verbindung mit leichten oder mäßigen Schmerzen. Häufigste Nebenwirkungen sind Magen-Darm-Beschwerden, auch Durchfälle können auftreten. In diesem Fall sollte in der Therapie eine Pause eingelegt werden. Eine weitere Möglichkeit ist der Magenschutz mit einem sogenannten Protonenpumpenhemmer, wie etwa Omeprazol oder Pantoprazol, die beide frei verkäuflich sind. Diclofenac verstärkt die Wirkung gerinnungshemmender Präparate. Als Nebenwirkungen können Störungen der Blutbildung entstehen. Für Personen mit Asthma ist das Produkt nur bedingt geeignet.

Ibuprofen

Die Substanz hemmt die Bildung von Schmerzbotenstoffen. Sie wird vor allem bei Arthritis und Gicht, aber auch bei leichten bis mittelmäßigen abnutzungsbedingten Schmerzen eingesetzt. Neben den für NSAR typischen Nebenwirkungen kann auch das Reaktionsvermögen so stark herabgesetzt sein, dass Sie damit nicht Auto fahren sollten. Außerdem greift auch dieses Präparat häufig die Magenschleimhaut an. Auch wenn Magen-Darm-Geschwüre oder Herz-, Leber- oder Nierenerkrankungen bekannt sind, gibt es geeignetere Mittel. Tipp: Gibt Ihnen der Arzt Ibuprofen und ASS, nehmen Sie ASS vor Ibuprofen ein.

Coxibe

Diese neue Generation der NSAR-Gruppe wird auch als Cox-II-Hemmer bezeichnet. Cox ist die Abkürzung für Cyclooxygenasen. Hinter diesem komplizierten Begriff verbergen sich Enzyme, die an der Entstehung von Entzündungen beteiligt sind. Während Ibuprofen und Diclofenac die Enzyme Cox I und Cox II hemmen, beschränken sich die modernen NSAR, die Coxibe, auf das Enzym Cox II. Cox I bleibt unbehelligt. Diese Eigenschaft führte zu der Annahme, man habe damit das Mittel für eine spezifischere Schmerztherapie gefunden, die den Magen-Darm-Trakt schont. Für einige dieser Präparate trifft das, großen Studien zufolge, auch zu. Bedauerlicherweise scheinen Coxibe dafür ein höheres Risiko für das Herz-Kreislauf-System darzustellen. Einige der neuen Substanzen sind daher schon wieder vom Markt verschwunden. Daraus folgt, dass Patienten mit erhöhtem Risiko für Magengeschwüre, die nicht unter Herz-Kreislauf-Erkrankungen leiden, Coxibe gut nehmen können. Patienten mit einem erhöhten Risiko für Herz-Kreislauf-Krankheiten sollten Coxibe nur nach gründlicher Absprache mit dem Arzt einnehmen.

Cortisonpräparate

Noch immer haben viele Patienten Angst vor Cortison, weil sie damit stärkste Nebenwirkungen in Verbindung bringen. Das liegt an den größtenteils schlechten Erfahrungen, die vor gut 35 Jahren mit meistens zu hohen Dosierungen gemacht worden sind. Eine der gefürchteten Nebenwirkungen, auf die Patienten meist augenblicklich zu sprechen kommen, wenn von Cortison die Rede ist, ist die Gewichtszunahme. Lassen Sie sich nicht verrückt machen. Es ist so, dass Cortison in den für eine Rheumatherapie üblichen Dosierungen in aller Regel zu keiner oder nur zu einer geringen Gewichtszunahme führt. Das liegt daran, dass der Körper vermehrt Wasser einlagern kann. Mit Verringerung der Dosis oder dem Absetzen des Cortisons purzeln die Kilos also auch wieder!

Noch ein Wort zum Gewicht: Die weitaus größere Schwierigkeit besteht darin, dass Cortison Hunger und Appetit insbesondere auf Süßes verursacht. Hier ist der Patient selbst gefragt. Wer anfängt, unkontrolliert zu essen, wird selbstverständlich zunehmen. Greifen Sie bei Heißhungerattacken und Appetit auf Süßigkeiten daher am besten zu Obst, Kaugummis oder anderen kalorienarmen und gesunden Alternativen, dann bleibt auch das Gewicht unter Kontrolle.

Es lohnt sich auf jeden Fall, die Angst vor Cortison beiseitezuschieben und sich genauer mit diesem wirkungsvollen Stoff vertraut zu machen. Es handelt sich nun einmal um eine der stärksten „Allzweckwaffen", die der Medizin zur Verfügung stehen. Es wird gerade zu Beginn einer Therapie von entzündlichem Rheuma erfolgreich eingesetzt, wenn zunächst der akute Schub bzw. die akute Entzündung behandelt werden muss. Zur Langzeitbehandlung dagegen wird es meist nicht gewählt. Sollte es jedoch zur effektiven Krankheitskontrolle auf Dauer nötig sein (häufig der Fall bei Kollagenosen), dann wird Cortison nur in äußerst geringen Dosen verwendet: Die Dosierungen liegen unterhalb der körpereigenen Produktion.

Cortison ist ein Hormon, das vom Körper selbst produziert wird. Es gehört zu einer Hormongruppe, den Corticosteroiden, die eine Reihe von Aufgaben im Organismus erfüllen: Sie reduzieren die Aktivitäten entzündungsfördernder Botenstoffe im Körper, außerdem spielen sie im Kohlenhydrat- und Eiweißstoffwechsel eine Rolle. Apropos Stoffwechsel: Bei Patienten mit Dia-

! Cortison ist eine der stärksten „Allzweckwaffen", die der Medizin zur Verfügung stehen.

betes wird der Arzt Cortison besonders vorsichtig einsetzen, gegebenenfalls werden engmaschige Blutzuckerbestimmungen notwendig. Generell gilt bei Typ-2-Diabetes, dass eine kurzfristige Erhöhung der Blutzuckerspiegels auf über 200 im Alltag kein Problem darstellt.

Als typische Nebenwirkungen bei langfristiger Gabe gelten ein erhöhtes Infektionsrisiko, erhöhte Blutzuckerwerte schlimmstenfalls mit Entwicklung eines Cortison-Diabetes, Osteoporose, erhöhter Blutdruck, Muskelschwäche, grauer Star, Hautblutungen oder Akne. Auch Ödeme, also Wassereinlagerungen, sind möglich. Bei nur kurzzeitiger Anwendung von wenigen Tagen mit höheren Dosierungen können Kopfschmerzen, Schwindel und Nervosität auftreten. Bei langfristiger Gabe wird der Patient, wie schon erwähnt, auf die niedrigstmögliche Dosis eingestellt. Optimal ist die sogenannte Erhaltungsdosis: Sie liegt unterhalb der körpereigenen Cortisonproduktion und meist bei fünf Milligramm pro Tag oder sogar weniger. Bei dieser Erhaltungsdosis ist kaum mit Nebenwirkungen zu rechnen.

Die Reduktion der Dosis soll kontrolliert und langsam vonstattengehen, wenn die Therapie beendet werden soll. Ziel dieses sogenannten Ausschleichens ist, dass die Cortisonproduktion des Organismus allmählich wieder selbst in Gang kommt.

Cortison wird morgens eingenommen. Dann ist die körpereigene Produktion am höchsten. Man nutzt sozusagen die natürliche Tagesrhythmik und imitiert sie. Neuere Präparate nutzen diesen Effekt auf besonders schlaue Art. Sie sind so verarbeitet, dass sie das Cortison erst nach einer bestimmten Dauer von Stunden im Körper freisetzen. Im Gegensatz zu den anderen Cortisonpräparaten, die morgens eingenommen werden und dann auf ihre Wirkung warten lassen, schluckt man diese Präparate bereits am Abend. Nach ca. sechs Stunden setzen sie das Cortison wie kleine Zeitbomben frei, sodass damit insbesondere die Morgensteifigkeit behandelt wird. Die Wirkung kann sich direkt beim Aufwachen entfalten, der Patient kann sich direkt beim ersten Schritt in den Tag besser bewegen. Bei ausgeprägten Anlaufbeschwerden kann dies eine sinnvolle Therapieoption sein.

Häufig in der Rheumatherapie eingesetzte Cortison-Präparate sind Prednisolon, Methylprednisolon und Prednison. Im Körper werden alle zu Prednisolon umgewandelt. Darum haben alle drei Substanzen im Grunde die gleichen bereits erwähnten Nebenwirkungen.

Und noch ein Tipp: Intramuskuläre Steroidgaben sind zu vermeiden. Sie haben keinen besseren Nutzen, aber mehr unerwünschte Arzneimittelwirkungen.

Basistherapeutika (DMARDs)

!

DMARDs sind Medikamente, die den Krankheitsverlauf verändern und positiv beeinflussen.

Bei den beiden Medikamentengruppen NSAR und Cortison geht es darum, akute Krankheitszustände schnell zu lindern. Das heißt, Schmerzen oder Entzündungen sollen rasch und wirksam bekämpft werden. Die dauerhafte Gabe von höher dosierten Medikamenten dieser Gruppen ist aber riskant. Daher übernehmen andere, das Immunsystem modulierende Arzneimittel, die Aufgabe, das Voranschreiten der Erkrankung zu verlangsamen oder im Idealfall zu stoppen. In der Fachsprache hat sich für diese Medikamentengruppe die Abkürzung DMARDs durchgesetzt. Dahinter steht die englische Bezeichnung „Disease-Modifying Anti-Rheumatic Drugs", das heißt, es handelt sich um Medikamente, die den Krankheitsverlauf verändern und positiv beeinflussen. Von diesen langwirksamen Antirheumatika, auch Basistherapeutika genannt, ist hier die Rede.

Basistherapeutika wirken erst nach einigen Wochen oder Monaten und dürfen nicht gleich wieder abgesetzt werden, wenn sich der Zustand merklich bessert. Sie sollen langfristig die Krankheitsaktivität bremsen oder im besten Fall komplett aufhalten und dadurch Knochenzerstörung verhindern. Die Früherkennung ist gerade deshalb so wichtig. Je eher ein Rheumatologe die

Erkrankung diagnostiziert und einen Therapieplan mit Basismedikamenten erstellt, desto weniger organische Zerstörung ist zu
befürchten.

Der Arzt muss auch entscheiden, ob ein Basiswirkstoff ausreicht oder mit einem anderen kombiniert werden soll. Individuell für den Patienten legt er fest, welches bzw. welche Arzneimittel zum Einsatz kommen. Wenn die DMARDs nach einigen
Wochen ihre volle Wirkung entfalten, können NSAR und/oder
Cortison reduziert oder sogar abgesetzt werden. Interessant sind
entwicklungstechnisch gesehen neue Präparate dieser Gruppe,
die sogenannten biologischen Medikamente, kurz Biologika. Sie
gehören momentan zu den wichtigsten Substanzen und Neue-
rungen in der Rheumatologie und werden in einem eigenen Abschnitt (siehe S. 61) genauer beleuchtet.

Bevor wir Ihnen einige Basismedikamente vorstellen, sollte
noch erwähnt werden, dass sie alle einen Einfluss auf die Aktivität des Immunsystems ausüben: Sie dämpfen die körpereigene
Abwehr, um ihre Wirkung entfalten zu können, denn beim Rheumatiker ist das Immunsystem nicht geschwächt, sondern fehlge-
richtet. Aus diesem Grund können gehäuft Infekte auftreten.
Diese können außerdem verstärkt ablaufen, da die körpereigene
Abwehr nicht optimal arbeitet. Wohlgemerkt: können; das heißt
nicht, dass Sie sich fest darauf einstellen müssen: Neun von zehn
Patienten haben keine Infektprobleme.

Es ist notwendig, vor Beginn mit einer Basistherapie eine derzeit bestehende Infektion auszuschließen. Ihr behandelnder Arzt
sollte unbedingt über einen Infekt, über Zahnschmerzen oder
Bauchschmerzen und auch über Wunden informiert werden.
Auch über Operationen oder andere medizinische Eingriffe, die
geplant sind, sollte er Bescheid wissen, da bestimmte Basistherapeutika dann vorübergehend abgesetzt werden. Für einige Medikamente gilt das jedoch nicht, sie können ohne Pause verwendet
werden.

Informieren Sie Ihren Arzt unbedingt über Infekte, Zahn- oder Bauchschmerzen, bevor Sie DMARDs einnehmen.

Wie gesagt wirken Basismedikamente auf das Immunsystem ein. Immunzellen sind Bestandteile des Blutes, insofern sind regelmäßige Blutbildkontrollen nötig. Wir verwenden im Alltag oft das Bild eines Sicherheitsgurts beim Autofahren. Dieser wird von den meisten Menschen angelegt, weil sie sich damit wohler und sicherer fühlen. Zum Einsatz kommt er im Alltag erfreulicherweise kaum. Ähnlich ist es mit den Sicherheitskontrollen unter einer laufenden langfristigen Medikation: In der Regel kommen keine krankhaften Befunde heraus, aber der Patient hat eine optimale Therapiesicherheit. Neben Blutbildkontrollen gehört auch die Blutdruckkontrolle, insbesondere bei NSAR- und/oder Leflunomid-Einnahme, hinzu.

Immunmodulatorische Medikamente
Hier handelt es sich um Substanzen, die die Tätigkeit des Immunsystems dämpfen. Da bei vielen rheumatischen Beschwerden das Immunsystem sich gegen körpereigene Zellen richtet, wird mit der Dämpfung ein Abklingen der Symptome erreicht und das weitere Fortschreiten der Krankheit verhindert oder wenigstens verlangsamt.

Auch Leber- und Nierenwertkontrollen sind in regelmäßigen Abständen sinnvoll, da diese Medikamente in der Leber verstoffwechselt und dann über den Darm oder über die Nieren ausgeschieden werden. Um die Leber nicht zusätzlich zu belasten, ist der Alkoholgenuss während der Therapie mit einigen DMARDs möglichst einzuschränken. Nebenwirkungen können sein: Störungen des Magen-Darm-Traktes mit Übelkeit, Erbrechen usw. und Hautreaktionen, die bei allen Medikamenten auftreten können. Wichtig ist auch eine sichere Verhütung, da bestimmte DMARDs den Fötus schädigen können. Andere Basismedikamente können Sie in Absprache mit Ihrem Arzt zu bestimmten Zeiten während der Schwangerschaft durchaus verwenden.

Vor Beginn der Basis- oder Biologikatherapie sollten sämtliche von der Ständigen Impfkommission, kurz STIKO, empfohlenen Impfungen vollständig sein. Zusätzlich ist eine Immunisierung insbesondere gegen saisonale Grippe und Pneumokokken sinnvoll. Ganz wichtig hierbei: Der Patient darf keine Lebendimpfungen erhalten!

In Folgenden stellen wir einige häufig in der Rheumatherapie eingesetzte Basismedikamente vor.

> **!**
>
> Vor Beginn der Basistherapie sollten alle von der Ständigen Impfkommission (STIKO) empfohlenen Impfungen vollständig sein.

Methotrexat

Ursprünglich wurde dieser Wirkstoff, der die Zellteilung hemmt, in der Therapie bösartiger Tumore eingesetzt. Im Bereich des rheumatischen Formenkreises wird er, allerdings in etwa 500-fach niedrigerer Dosierung, vor allem bei rheumatoider Arthritis, bei Psoriasis oder anderen rheumatischen Erkrankungen verwendet. Methotrexat ist der Goldstandard, der derzeit in den Leitlinien zum Einleiten der Rheumatherapie gewählt wird. Praktisch weltweit wird es als sogenannte „First-Line-Therapie" eingesetzt, es ist also das erste Mittel der Wahl.

Warum gibt es dennoch so große Vorbehalte? Das liegt zum großen Teil sicher daran, dass bei den Nebenwirkungen in den Beipackzetteln meistens nicht unterschieden wird, für welche Indikation die Substanz verabreicht wird. In der Folge lesen Rheumapatienten auch das, was für schwerkranke Krebspatienten gedacht ist, die nicht selten weitere Chemotherapeutika nehmen müssen. Kein Wunder, dass manchen bei der Lektüre des Beipackzettels das nackte Grauen überfällt. Die Erfahrung mit Methotrexat ist eine ganz andere: Es kann als das Medikament mit der günstigsten Nutzen-Risiko-Abwägung bezeichnet werden. Anders ausgedrückt: Dieses Medikament hat bei den allermeisten Patienten einen hervorragenden Nutzen, während es keine oder nur sehr geringfügige unerwünschte Arzneimittelwirkungen hervorruft. Dennoch: Wenn die Nebenwirkungen von Methotrexat

> **!**
>
> Die Nebenwirkungen von Methotrexat sind sehr gering, dennoch ist regelmäßige Kontrolle wichtig.

auch noch so gering ausfallen, ist regelmäßige Kontrolle wichtig. Es sei hier noch einmal an den Vergleich mit dem Sicherheitsgurt erinnert.

MTX, wie Methotrexat kurz genannt wird, greift in den Folsäurestoffwechsel ein und kann zu einem verminderten Folsäurespiegel führen. Darum wird in der Rheumatherapie zur besseren Verträglichkeit grundsätzlich Folsäure eingesetzt. Praktisch läuft das so ab, dass Sie zunächst das MTX nehmen und 24 oder 36 Stunden später das Vitamin Folsäure.

Es konnte nachgewiesen werden, dass Gelenkschäden unter dem Einfluss von MTX nicht weiter fortgeschritten, sondern teilweise sogar zurückgegangen sind. Unerwünschte Nebenwirkungen können Übelkeit, Erbrechen, Kopfschmerzen, Schwindelgefühl, Magen-Darm-Geschwüre und eine erhöhte Infektanfälligkeit sein. Bei Fieber, plötzlich auftretendem Husten oder Atemnot ist umgehend ein Arzt aufzusuchen.

Während der Einnahme ist Verhütung extrem wichtig. Das gilt sowohl für Frauen als auch für Männer, die MTX nehmen! Sollte eine ungewollte Schwangerschaft eintreten, ist das kein Grund zur Panik. Wenden Sie sich an Ihren Rheumatologen und Gynäkologen, die Ihnen helfen können.

Leflunomid

Leflunomid ist nach MTX das Mittel der zweiten Wahl.

Dieser Wirkstoff gehört ebenfalls zur Gruppe der immunmodulatorischen Medikamente und wurde speziell für die Basistherapie rheumatischer Erkrankungen entwickelt. Es ist nach MTX das Mittel der zweiten Wahl und wirkt ähnlich gut.

Leflunomid wird in erster Linie bei chronischer Polyarthritis und Arthritis psoriatica eingesetzt. Nebenwirkungen, die auftreten können, sind Kopfschmerzen, Übelkeit, Durchfall, Erbrechen, Appetitlosigkeit, Hautrötungen oder Haarausfall. Während der Einnahme von Leflunomid sollte eine Schwangerschaft sicher verhütet werden. Auch bis zu zwei Jahre nach Therapieende muss zusätzlich mit anderen Methoden verhütet werden, wenn der Wirkstoff nicht aus dem Körper ausgeschwemmt wird; das ist jedoch mit einer einfachen Therapie rasch zu bewerkstelligen: Hierfür wird Cholestyramin, ein Ionenaustauscherharz, verabreicht. Es bindet das Präparat und seine Stoffwechselprodukte im Darm und wäscht sie aus. Auch Aktivkohle ist für diesen Vorgang geeignet. Das wird nicht nur bei einem Kinderwunsch gemacht, sondern auch, um mögliche Nebenwirkungen rasch zu reduzieren.

Während der Schwangerschaft oder Stillzeit darf Leflunomid nicht genommen werden. Auf jeden Fall sollten während der Einnahme regelmäßige Kontrollen gemäß den Empfehlungen der Deutschen Gesellschaft für Rheumatologie erfolgen.

Zu Risiken und Nebenwirkungen …
Bei jedem Medikament sind Nebenwirkungen, auch unerwünschte Arzneimittelwirkungen genannt, denkbar. Bevor Sie nach dem Blick auf dem Beipackzettel in Panik ausbrechen, machen Sie sich bitte bewusst, dass der Hersteller verpflichtet ist, jede jemals beobachtete Nebenwirkung aufzuführen, selbst wenn es sich um einen Einzelfall handelt. Eine unerwünschte Wirkung wird schon dann als häufig bezeichnet, wenn sie ein bis zehn Prozent der Anwender trifft. Das ist jedoch nicht, was man sich im Alltag unter dem Begriff „häufig" vorstellt. So entstehen Ängste, die keine Grundlage haben.

Antimalariamittel

Wie der Name schon verrät, ist diese Gruppe der milden Langzeit-Basismedikamente nicht in erster Linie für die Rheumatherapie entwickelt worden. Sie hat sich in diesem Bereich, ganz besonders bei den Kollagenosen, jedoch bestens bewährt. Die allgemein sehr gut verträglichen Antimalariamittel hemmen viele Faktoren, die an Entzündungsentstehungen beteiligt sind. Verwendet werden Chloroquin, gut bekannt als Resochin, das zur

Malariaprophylaxe genommen wird, oder häufiger noch Hydroxychloroquin, Handelsname Quensyl. Die Dosierung hängt vom Körpergewicht ab, wobei bei stark übergewichtigen Patienten das Idealgewicht zugrunde gelegt wird.

Ein erhöhtes Nebenwirkungsrisiko ist bekannt bei Kombination mit bestimmten NSAR (Indometacin, Phenylbutazon), aber auch verschiedenen Antibiotika, anderen Medikamenten oder Alkohol. Wenn Sie bestimmte herzstärkende Präparate einnehmen, müssen Sie Ihren Digitalisspiegel überwachen lassen, da er sich unter Einnahme von Antimalariamitteln erhöhen kann.

Der Wirkungsbeginn der Antimalariamittel ist sehr verzögert, teilweise dauert es bis zu einem Jahr, bis eine Beurteilung der Wirkung überhaupt erfolgen kann. Sie sind in der Regel gut verträglich und Mittel der Wahl bei Kollagenosen, insbesondere beim Systemischen Lupus Erythematodes. Antimalariamittel können auch während der Schwangerschaft eingenommen werden. Wundern Sie sich nicht, dass im Beipackzettel genau das Gegenteil steht.

Personen mit eingeschränkter Leber- oder Nierenfunktion oder bestimmten Erkrankungen der Augen werden eher andere Basismedikamente erhalten.

> **!**
>
> Der Wirkungsbeginn der Antimalariamittel ist sehr verzögert.

Sulfasalazin

Dieses Basistherapeutikum wird häufig verwendet, wenn es um Oligoarthritis, also die Entzündung weniger Gelenke, geht oder um chronisch-entzündliche Darmerkrankungen in Zusammenhang mit Arthritiden und ebenfalls bei Iridozyklitis, einer speziellen Augenentzündung. Die Wirksamkeit bei Entzündungen der Wirbelgelenke ist eher gering, dennoch wird es auch hier manchmal eingesetzt.

Wie die anderen vorgestellten Produkte greift auch Sulfasalazin in das Immunsystem ein, indem es verschiedene Zellen und Zellprodukte hemmt. Ein Nachteil ist, dass relativ viele Tabletten eingenommen werden müssen. Die Einnahme erfolgt einschleichend, das heißt, es wird jede Woche eine Tablette mehr verabreicht, bis die übliche Erhaltungsdosis von je zwei Tabletten à 500 mg morgens und abends erreicht ist.

Wer allergisch gegen bestimmte Antibiotika ist, die Sulfonamide, oder gegen Salyzylate, das sind Abkömmlinge des Aspirins, sollte Sulfasalazin nicht einnehmen. Auch bestimmte ererbte Stoffwechselerkrankungen sprechen dagegen. Hier ist beispielsweise der Glucose-6-phosphat-Dehydrogenase-Mangel zu nennen, bei dem durch einen angeborenen Mangel eines Enzyms die roten Blutkörperchen angegriffen werden. Sulfasalazin könnte die Zerstörung der Blutkörper anstoßen.

Schwere Nebenwirkungen sind selten, eine Schädigung der Frucht bei Schwangerschaft ist nicht bekannt. Selbstverständlich muss während einer Schwangerschaft eine enge Absprache mit dem Arzt stattfinden. Für Patienten, die Digitalispräparate nehmen, ist eine engmaschige Kontrolle obligatorisch, weil Sulfasalazin den Digitalisspiegel senkt.

> **!**
> Schwere Nebenwirkungen sind bei der Einnahme von Sulfasalazin selten.

Azathioprin

Bei Kollagenosen und Vaskulitiden mit stärkerer Krankheitsaktivität oder Organbeteiligung ist Azathioprin häufig das Mittel der ersten Wahl. Auch bei der rheumatoiden Arthritis ist es wirksam und kann helfen, Corticoide einzusparen. Azathioprin beeinflusst den Nukleinsäurestoffwechsel. Es kann auch bei chronisch-entzündlichen Darmerkrankungen hilfreich sein. Leider gibt es Menschen, die die Substanz nicht gut verstoffwechseln können, was zu frühzeitig stark erhöhten Leberwerten führen kann. Die Werte sollten daher regelmäßig kontrolliert werden.

Azathioprin sollte mit anderen Basistherapeutika, insbesondere auch mit den Biologika, nicht kombiniert werden.

Ciclosporin

Eher selten kommt Ciclosporin zum Einsatz. Die Dosierung hängt vom Körpergewicht ab. Es wird mit einer geringen Dosis begonnen, die langsam bis auf die niedrigste wirksame Dosis gesteigert wird. Wegen langfristiger Nebenwirkungen, insbesondere an der Niere und Blutdruckveränderungen, sind unter Ciclosporin konsequent Kontrollen notwendig. Für Patienten mit Nierenerkrankung ist das Präparat nicht geeignet.

Achtung: Während der Ciclosporin-Therapie ist auf den Genuss von Grapefruitsaft zu verzichten. Dieser kann den Blutspiegel in unerwünschtem Maße erhöhen.

> **!**
>
> Verzichten Sie während der Ciclosporin-Therapie auf den Genuss von Grapefruitsaft.

Cyclophosphamid

Cyclophosphamid ist eines der stärksten Immunsuppressiva. Es wird bei schweren Kollagenosen und Autoimmunerkrankungen mit Organbeteiligung eingesetzt. Natürlich muss bei einem solchen Medikament stets das Nutzen-Risiko-Verhältnis gründlich geprüft werden. In einigen Fällen, gerade in Notfällen, wird dies zu dem Ergebnis führen, dass sein Einsatz notwendig ist.

Es gibt die orale Therapie. Zu Beginn ist die intravenöse Verabreichung als Infusion üblich. Diese erfolgt nach einem festgelegten Schema: Am häufigsten ist die Gabe von vier bis sechs Infusionen alle drei bis vier Wochen. Die Therapie wird in bestimmten Zentren, im Krankenhaus oder auch ambulant in einigen Praxen durchgeführt und geht mit einer intensiven Überwachung des Patienten einher. Bei Frauen im gebärfähigen Alter sollte vorher ein Ovarialschutz gegeben werden, da durch das Medikament die Eierstöcke geschädigt werden. Während und noch mindestens sechs Monate nach der Therapie ist eine zuverlässige Verhütung unerlässlich! Auch an einen Schutz gegen eine Blasenschleimhautentzündung sollte gedacht werden. Cyclophosphamid kann ganz besonders die Bildung der Blutzellen beeinflussen, sodass eine engmaschige Blutbildkontrolle nötig ist.

Da es sich um ein sehr starkes Immunsuppressivum handelt, müssen Sie gut auf Infektionen achten.

Biologika

In vielen Lehrbüchern werden Biologika zu den Basismedikamenten gerechnet, weil sie streng genommen DMARDs sind. Andere Quellen führen sie als eigene Gruppe auf. Es handelt sich hier um eine recht neue Art von Präparaten, die erst seit dem Jahr 2000 in Europa bei der Rheumabehandlung eingesetzt werden und ebenfalls, wie die Basismittel, für die Langzeittherapie entwickelt wurden. Ihr Name resultiert aus der Tatsache, dass sie erstens biotechnologisch hergestellt werden und zweitens daraus, dass es sich um Eiweißmoleküle handelt. Sie dürfen nicht geschluckt werden, da man sie sonst verdauen, aber nicht verwerten würde. Stattdessen werden diese biologischen Medikamente meist unter die Haut gespritzt. Diese Verabreichungsform ist unkompliziert und kann nach kurzer Übungsphase vom Patienten selbst erledigt werden. Speziell entwickelte Pens, die ähnlich wie ein Kugelschreiber funktionieren, machen die Prozedur zum Kinderspiel. Es gibt auch Produkte, die man als Infusion verabreicht.

Heute fassen wir unter dem Begriff Biologic Response Modifiers (BRM) verschiedene Biologika zusammen, die mit ihrem jeweils speziellen Wirkmechanismus fast jedem Patienten Hilfe bringen, wenn die konventionellen Medikamente nicht ausreichend wirken. Zu Biologika wird gegriffen, wenn bereits zwei der Nicht-Biologika-DMARDs erfolglos eingesetzt wurden bzw. wenn diese Nebenwirkungen verursacht haben, die nicht zu tolerieren sind. Ebenso wie die Basismittel sind sie für die Langzeittherapie geeignet.

Vor der Gabe muss nicht nur eine aktive, sondern auch eine sogenannte stumme oder schlummernde Infektion ausgeschlossen werden, insbesondere ist ein Ausschluss einer früher einmal durchgemachten, aber nicht aktiven Tuberkulose nötig. Hierzu wird ein spezieller Bluttest durchgeführt und ein Röntgenbild der Lunge gemacht. Außerdem wird vor Therapiebeginn eine schlummernde Hepatitis B-Erkrankung ausgeschlossen.

!

Die Wirkung der Biologika tritt schnell und meist ausgesprochen effektiv ein.

Die Wirkung der Biologika tritt schnell und meist ausgesprochen effektiv ein. Das ist nicht erstaunlich, sind sie doch sozusagen maßgeschneidert worden, um ganz bestimmte Immunzellen unschädlich zu machen, oder Entzündungsreaktionen, die leicht chronisch werden könnten, zu unterbrechen. Die Zielmoleküle für derzeit zugelassene Medikamente sind TNF-Alpha, Interleukin-6, mit Einschränkungen Interleukin-1, das sogenannte CTLA-4-Immunoglobulin, das die „Unterhaltung" von Immunzellen blockiert, und sogenannte B-Zellen, die Produzenten des Rheumafaktors.

Da es sich bei Biologika um Substanzen handelt, die mit Spritzen gegeben werden, wird das Reisen damit manchmal ein wenig komplizierter. Tipps hierzu finden Sie im Kapitel 3 „Den Alltag meistern" ab S. 85.

Biologika richtig lagern
Damit Ihre Medikamente auch ihre Wirksamkeit behalten, müssen sie korrekt gelagert werden. Da es sich um Eiweißkörperchen handelt, dürfen sie nicht zu kalt und nicht zu warm gelagert werden. Sie werden im Kühlschrank aufbewahrt und vor der Gabe auf Raumtemperatur gebracht. Näheres finden Sie in den ausführlichen Informationsmaterialien der Hersteller.

TNF-Alpha-Inhibitoren
Sie sind die am längsten angewendeten Biologika. Viele dieser Moleküle sind selbst Antikörper, die TNF-Alpha an sich binden, so aus dem Blut filtern und die Entzündungskaskade dadurch effektiv unterbrechen. Hierzu gehört der Wirkstoff Infliximab, als Remicade im Handel, der als Infusion verabreicht wird, ebenso

Adalimumab, Handelsname Humira, Certolizumab, erhältlich als Cimzia, und auch Golimumab, das als Simponi auf dem Markt ist. Etanercept, als Enbrel zu bekommen, ist selbst kein Antikörper, imitiert jedoch das Rezeptor-Molekül, an das sich das TNF-Alpha normalerweise im Körper bindet, und filtert es so ebenfalls sicher aus dem Blut.

Da die Substanzen alle rasch wirken, tritt oft schon nach wenigen Wochen eine deutliche Besserung ein. Weil es sich um Eiweiße handelt, sind abgesehen von dem Infektionsrisiko durch die Unterdrückung des Immunsystems allergische Reaktionen entweder an der Einstichstelle oder während der Infusion grundsätzlich möglich. Die Reaktionen an der Einstichstelle treten häufig sehr mild auf und lassen sich durch Cortisonsalben gut behandeln. Die allergischen Reaktionen, die bei Remicade als Infusionsmedikament auftreten, sind heftiger, weswegen die Gabe immer unter ärztlicher Überwachung erfolgt.

> **!** Da die Substanzen alle rasch wirken, tritt oft schon nach wenigen Wochen eine deutliche Besserung ein.

Die Präparate sind überwiegend sehr gut verträglich, selten kommen Leberwerterhöhungen oder andere Stoffwechselveränderungen vor. Das Nebenwirkungsspektrum der unterschiedlichen TNF-Alpha-Inhibitoren ist insgesamt recht ähnlich. Dennoch ist zu beobachten, dass sie individuell unterschiedlich vertragen werden. Es sollten daher ruhig zwei, in Einzelfällen auch drei Präparate ausprobiert werden, falls es zu Unverträglichkeiten kommt. Wenn ein TNF-Hemmer bei einem Patienten einige Jahre gut hilft, dann aber seine Wirkung verliert, wird der Rheumatologe es ebenfalls mit einem anderen TNF-Hemmer versuchen. Ist die Anwendung allerdings schon nach kurzer Zeit enttäuschend, wird in der Praxis eher auf ein anderes Wirkprinzip gewechselt.

Bei Infektionen mit Fieber über 38,5 °C sollten Sie auf jeden Fall einen Arzt aufsuchen, der Sie gegebenenfalls mit Antibiotika behandelt. Wie bei den Basismitteln gilt auch hier: Die Therapie wird nicht während eines gerade aktiven Infekts begonnen oder

> **!** Bei Infektionen mit Fieber über 38,5 °C sollten Sie auf jeden Fall einen Arzt aufsuchen.

fortgeführt, sondern das Medikament kommt erst wieder nach Abklingen des Infektes zum Einsatz.

Tocilizumab

Der Stoff ist ein Antikörper gegen den Interleukin-6-Rezeptor und kann die stark entzündliche Wirkung des Interleukin-6 an diesem Rezeptor bremsen. Man kann RoActemra, wie die Substanz im Handel heißt, als Infusion oder als Spritze unter die Haut verabreichen.

Das Präparat hat viel mit den TNF-Alpha-Inhibitoren gemeinsam. Genau wie sie wirkt es schnell und effektiv und verlangsamt das Fortschreiten der Erkrankung. Wir können das auf Röntgenaufnahmen oft sehr gut sehen. Sein großer Vorteil gegenüber den TNF-Alpha-Inhibitoren, die vor allem in Kombination mit Methotrexat sehr gute Ergebnisse zeigen, ist, dass es auch als Monotherapie hervorragend funktioniert, also ohne die zusätzliche Gabe von MTX. Auch die Nebenwirkungen sind vergleichbar. Patienten mit Divertikulose, also krankhaften Veränderungen des Dickdarms, vor allem solche, die in diesem Zusammenhang schon eine Entzündung hatten, werden das Medikament nur mit allergrößter Zurückhaltung verordnet bekommen.

Abatacept

Dieses Biologikum mit dem Handelsnamen Orencia stört die Unterhaltung „hyperaktiver" Immunzellen und verhindert damit, dass bestimmte entzündungsfördernde Immunzellen aktiviert werden. Man kann es sowohl intravenös als auch subkutan verabreichen. Der Wirkeintritt ist ähnlich schnell wie bei den anderen Biologika.

Rituximab

Der Handelsname dieses Medikaments lautet Mabthera. Dahinter steckt ein sogenannter Anti-CD-20-Antiköper. Das bedeutet, er bindet sich an bestimmte Immunzellen, die sogenannten B-Zellen, die dann vom Körper abgebaut werden. Es wird bei der rheumatoiden Arthritis und bei bestimmten Vaskulitisformen eingesetzt. Ursprünglich wurde Rituximab in den 80er-Jahren zur Therapie bestimmter Lymphdrüsenkrebserkrankungen entwickelt. Es bestehen damit inzwischen Erfahrungen von mehr als 20 Jahren. Heute ist es eine Standardtherapie bei bestimmten Autoimmunerkrankungen.

> **!**
> Rituximab ist heute eine Standardtherapie bei bestimmten Autoimmunerkrankungen.

Man kann es gut mit Methotrexat kombinieren. Eine Besonderheit ist, dass es sich nicht um eine Dauertherapie handelt. Stattdessen bekommt der Patient mit rheumatoider Arthritis zwei Infusionen im Abstand von zwei Wochen und erlebt, nachdem Rituximab nach einigen Wochen zu wirken beginnt, häufig monatelang eine deutliche Besserung der Erkrankung. Frühestens nach sechs Monaten ist eine Wiederholung möglich. Im Idealfall bekommen Sie also nur zweimal im Jahr Mabthera-Infusionen. Bei Vaskulitis wird das Mittel öfter gegeben.

Auch vor der Gabe dieses Biologikums müssen Infektionen ausgeschlossen werden. Die Infusion ist gut auf mögliche allergische Reaktionen zu überwachen, Nebenwirkungen sind eher milde. Sie sollten wissen, dass Rituximab erst beim Versagen von TNF-Alpha-Inhibitoren oder Tocilizumab zum Einsatz kommt. Besonders gut wirkt Rituximab bei Patienten mit hohem Nachweis von Rheumafaktoren. Vor einer Behandlung muss der Impfschutz aktualisiert werden, da durch die Unterdrückung der B-Lymphozyten die Impfantwort nach der Gabe nicht mehr richtig funktioniert. Dies bessert sich erst nach über sechs Monaten.

Anakinra

Dieser Interleukin-1-Rezeptor-Antagonist wurde früher häufiger eingesetzt. Da man heutzutage viele TNF-Alpha-Inhibitoren und IL-6-Inhibitoren zur Verfügung hat, greift man nur noch sehr selten auf die Substanz zurück, die immerhin täglich gespritzt werden muss. Das gilt zumindest für die Therapie der rheumatoiden Arthritis. Gegen bestimmte Fiebersyndrome in der Kinderrheumatologie, gelegentlich auch bei Fällen, die sonst auf keine Therapie ansprechen, und gegen Gicht wird Anakinra hin und wieder verwendet. Die Nebenwirkungen sind mit denen der TNF-Antagonisten vergleichbar.

Analgetika (Schmerzmittel)

Analgetika sind reine Schmerzmittel. Sie bekämpfen weder Entzündungen noch Schwellungen oder die Steifigkeit am Morgen. Vornehmlich kommen sie zum Einsatz, wenn

- durch andere für die Therapie gewählte Medikamente keine ausreichende Linderung erreicht werden kann,
- in akuten Schüben Schmerzspitzen auftreten,
- durch bereits entstandene degenerative Probleme chronische Schmerzen auftreten, die nicht von Entzündungen verursacht werden und daher durch entzündungshemmende Medikamente auch nicht mehr behandelt werden können.

Wichtig: Schmerzen unbedingt behandeln
Noch immer erscheint es Betroffenen erstrebenswert, auf Schmerzmittel zu verzichten. Falsch! Heutzutage sieht das Schmerztherapiekonzept vor, dass Schmerzen unbedingt behandelt werden sollten, da sie sonst leicht chronisch werden. Tierexperimente haben gezeigt, dass allein durch die Unterbrechung des Schmerzes ein chronischer Entzündungsprozess reduziert oder unterbrochen werden kann.

!

Bei Arthrosen können Analgetika in Ergänzung zu NSAR Mittel der ersten Wahl sein.

Bei Arthrosen können Analgetika in Ergänzung zu NSAR Mittel der ersten Wahl sein. Häufig eingesetzte Substanzen sind Paracetamol, Metamizol sowie leichte, gegebenenfalls auch stärkere Opioide. Insbesondere bei chronischen Schmerzen sind Analgetika gegenüber NSAR vorzuziehen.

In der Medikamentengruppe der Analgetika wird zwischen peripher und zentral wirkenden Präparaten unterschieden. Sie unterscheiden sich in ihrer Wirkungsweise. So setzen zentral wirksame Mittel an der Schmerzwahrnehmung und an seiner Verarbeitung im Gehirn an. Im Gegensatz dazu sind die peripher wirksamen Mittel unmittelbar am Ort des Schmerzes aktiv. Beide Arten werden in erster Linie bei Beschwerden eingesetzt, die durch Abnutzung, Geschwulstbildung oder lange zurückliegende Entzündungen ausgelöst wurden. Analgetika können etwa bei Arthrose und degenerativen Wirbelsäulenerkrankungen gut helfen. Sind Entzündungen an den Schmerzen schuld, werden diese mit Entzündungshemmern behandelt.

Im Folgenden beschreiben wir einige der häufig in der Rheumatherapie eingesetzten Schmerzmittel.

Paracetamol

Paracetamol ist ein eher schwaches Schmerzmittel, das gleichzeitig fiebersenkend wirkt. Die volle Wirkung tritt etwa eine halbe bis eine Stunde nach der oralen Einnahme ein. Eine Tagesdosis von 3000 mg sollte nicht überschritten werden. Nach einer Überdosierung kann es zu Leber- und Nierenschäden kommen, die im schlimmsten Fall irreparabel sein können. Wenden Sie es nicht an, wenn die Leberfunktionen bereits gestört sind! Auch wenn Paracetamol frei verkäuflich ist, handelt es sich nicht um ein harmloses Präparat. Wie heißt es so schön? Die Dosis macht das Gift. Diese Weisheit trifft hier zu. Man sollte sich stets bewusst sein, dass Paracetamol in hohen Konzentrationen besonders gefährlich ist.

> **!** Paracetamol in hohen Konzentrationen ist besonders gefährlich.

Metamizol

Wenn beispielsweise bei Begleiterkrankungen wie etwa Herz-Kreislauf- oder Leber- bzw. Nierenerkrankungen nichtsteroidale Antiphlogistika nicht eingenommen werden können, kommt oft

Metamizol zum Einsatz. Wie Paracetamol gehört es in die erste von drei von der Weltgesundheitsorganisation WHO unterteilten Stufen der medikamentösen Therapie chronischer Schmerzen des Bewegungsapparates. Das heißt, es wird den am wenigsten starken Schmerzmitteln dieser Kategorie zugeordnet.

Opioide

Opioide sind hervorragende Schmerzmittel, für die es einfach keinen Ersatz gibt. Das ist dann der Fall, wenn die Schmerzen besonders stark sind. Keine Angst, die moderne Opiattherapie ist so konstruiert, dass das Abhängigkeitsrisiko minimiert wurde. Die Besonderheit von Opioiden ist ihre fehlende Organtoxizität. Das heißt, dass durch die Einnahme keine schädlichen Wirkungen an Herz, Niere, Leber, Magen-Darm-Trakt und im Blutbild zu erwarten sind. Wichtig ist dennoch, dass die Einnahme in enger Absprache mit Ihrem Arzt erfolgt und gleichzeitig ein hohes Maß an Eigenverantwortung von Ihnen verlangt. Beides muss Hand in Hand gehen.

Es kann wie bei vielen Medikamenten zu unerwünschten Nebenwirkungen kommen. Bei Opioiden sind das durch das zentrale Nervensystem vermittelte Beschwerden. Hierzu gehören beispielsweise Müdigkeit, Übelkeit oder auch Verstopfung. Besprechen Sie mit Ihrem Arzt, ob und wenn ja welche zusätzlichen Medikamente nötig sind, die diese Nebenwirkungen reduzieren. Moderne Therapien können gut helfen.

Morphin wird auch aus Opium hergestellt und gehört zu den stärksten natürlichen Schmerzmitteln. Es funktioniert, indem es Schmerzrezeptoren im Gehirn und Rückenmark ausschaltet und die Schmerzempfindlichkeit der Nervenenden herabsetzt. Leider besteht bei Morphin die Gefahr der raschen Gewöhnung, die nicht nur eine stete Steigerung der Dosis notwendig macht, sondern auch eine Sucht hervorrufen kann. Die Dosierung muss daher sorgfältig und individuell vom Arzt festgelegt werden. Ein verantwortungsvoller Umgang senkt die Suchtgefahr deutlich.

Bitte beachten Sie: Selbst wenn man sich streng an die Einnahmehinweise hält, kann unter Opioiden das Reaktionsvermögen derart beeinträchtigt werden, dass besser kein Fahrzeug und keine Maschine geführt werden sollte. Grundsätzlich gilt: Sämtliche Analgetika, also Schmerzmittel, sollten nicht ohne Rücksprache mit dem Arzt eingenommen werden. Bei regelmäßiger Einnahme ist ein sogenanntes Sicherheitsmonitoring, zu dem Blutkontrollen gehören, unerlässlich.

Die Weltgesundheitsorganisation WHO hat, wie bereits erwähnt, ein Stufenschema in Bezug auf die Therapie chronischer Schmerzen des Bewegungsapparates erstellt. Die niedrigste Stufe beinhaltet die nichtopioiden Analgetika. Dazu gehört etwa Paracetamol. Die mittlere Stufe fasst die schwach wirksamen Opioide zusammen. Codein gehört z. B. in diese Gruppe. In der dritten Stufe finden sich die stark wirksamen Opioide wie Morphin oder Fentanyl. Ein routinierter Arzt wird durch gezieltes Nachfragen und aufgrund Ihrer Schilderungen einschätzen können, in welcher Stufe Ihre Schmerzen einzuordnen sind.

> **!**
>
> Grundsätzlich gilt: Nehmen Sie Schmerzmittel nicht ohne Rücksprache mit Ihrem Arzt ein.

Lokaltherapie mit Steroiden – eine medikamentöse Begleittherapie

Wenn nur ein einzelnes Gelenk oder einige wenige von der rheumatoiden Arthritis betroffen sind, kann die lokale Gabe von Cortison in den betroffenen Bereich die örtlich begrenzte Entzündungsreaktion sehr gut abheilen lassen, ohne dass der gesamte Körper mit Cortison belastet wird. Prinzipiell ist eine Cortisonspritze für jedes entzündete Gelenk geeignet. Vorher wird eine Ultraschalluntersuchung des entsprechenden Gelenks durchgeführt. Danach wird die Einstichstelle zuerst gründlich desinfiziert. Bei der Punktion sticht der Arzt mit einer feinen Kanüle in den Gelenkspalt und versucht, den Gelenkerguss abzuziehen.

Dadurch soll das Gelenk entlastet werden, gleichzeitig kann die entnommene Flüssigkeit untersucht werden und wertvolle Hinweise auf die Art der Entzündung liefern.

Im zweiten Schritt wird durch dieselbe Kanüle eine kleine Menge eines lokal wirksamen Cortisons, ein sogenanntes Kristallsteroid, injiziert, das im Gelenk bleibt und nicht wesentlich im Organismus verteilt wird. In den meisten Fällen klingt durch diese lokale Therapie die Entzündung rasch ab. Im Regelfall ist sie hervorragend verträglich und für den Körper nicht belastend. Sollte es nach einer Gelenkpunktion aber zur Verschlechterung, insbesondere zur stärkeren Schwellung des Gelenks mit Rötung, zu Überwärmung und starken Schmerzen kommen, ist der Arzt aufzusuchen: Es kann eine Verschleppung von Hautbakterien ins Innere des Gelenks stattgefunden haben. Die Folge wäre eine Infektion des Gelenks. Dies sind jedoch absolute Ausnahmen, von denen Sie sich keine Angst einjagen lassen sollten.

Neben den Kristallsteroiden können bei der Lokaltherapie auch radioaktive Substanzen zum Einsatz kommen. Bei dieser Form, der Radiosynoviorthese (RSO), wird statt des Cortisons ein radioaktives Medikament, ein sogenannter Betastrahler, in den Gelenkspalt gespritzt. Dieses Verfahren kommt nur bei schweren Gelenkentzündungen zum Einsatz, die auf keine andere Therapie ansprechen. Durch das Spritzen der radioaktiven Substanz wird zunächst eine Entzündung der Gelenkhaut und gleich im Anschluss deren Bekämpfung durch das Immunsystem ausgelöst. Die Entzündungszellen in der Gelenkinnenhaut werden zerstört.

Im Allgemeinen ist diese Lokaltherapie gut verträglich und kann langfristig Hilfe bringen. Da der Körper jedoch mit einer geringen Strahlenbelastung konfrontiert wird, ist sie bei Schwangerschaft und für Kinder nicht erlaubt. Die RSO wird nicht von Ihrem Rheumatologen durchgeführt, sondern von einem Nuklearmediziner.

!

Wenn nur ein einzelnes oder einige wenige Gelenke betroffen sind, kann die lokale Gabe von Cortison helfen, ohne dass der gesamte Körper mit Cortison belastet wird.

Nichtmedikamentöse Therapie

Bevor es in diesem Kapitel um Bewegungstherapie, Akupunktur und Ähnliches geht, möchten wir kurz auf die Möglichkeit einer Operation eingehen, die ebenfalls zu den nichtmedikamentösen lokalen Verfahren gehört.

Operieren oder nicht?

Ein operativer Eingriff kann nötig werden, wenn alle sanfteren Therapien versagt haben bzw. nicht mehr den gewünschten Erfolg bringen. Bei der rheumatoiden Arthritis beispielsweise wird erst operiert, wenn ein Gelenk durch Entzündungen bereits größtenteils zerstört ist oder die Entzündung in einem Gelenk durch die medikamentöse Therapie nicht kontrolliert werden kann. Ihr Arzt wird von einer Synovektomie sprechen, bei der entweder offen oder arthroskopisch, das heißt, durch das Einführen von Instrumenten durch einen winzigen Schnitt, die Gelenkhaut entfernt wird. Auch Gelenkbegradigungen, Sehnenkorrekturen oder der Gelenkersatz gehören zu den möglichen operativen Therapieoptionen. Falls ein derartiger Eingriff bei Ihnen nötig werden sollte, empfehlen wir Ihnen, einen Rheumaorthopäden oder beispielsweise einen Handchirurgen mit Erfahrung bei Rheumapatienten aufzusuchen und sich gründlich informieren zu lassen. Die Operation wird ohnehin nicht von Ihrem Rheumatologen durchgeführt, sondern immer von einem Chirurgen oder Orthopäden. Hier ist eine Zusammenarbeit zwischen den Ärzten sehr wichtig. Im Allgemeinen funktioniert diese jedoch sehr gut.

> **!**
>
> Falls ein operativer Eingriff nötig werden sollte, suchen Sie einen Rheumaorthopäden oder erfahrenen Handchirurgen auf.

Krankengymnastik

Mit der klassischen Krankengymnastik haben Sie eine gute Möglichkeit, Ihre Beweglichkeit zu verbessern und zu erhalten. Indem Sie während der aktiven und passiven Übungen Ihre Muskeln kräftigen und auch entspannen, können einzelne Gelenke geschont werden. Verkürzungen von Muskeln oder Sehnen, sogenannte Kontrakturen, lassen sich durch regelmäßige Übungen verhindern.

In der Physiotherapie gibt es sehr viele verschiedene zusätzliche Methoden und Techniken, z. B. das passive Durchbewegen des Patienten. Absolvieren Sie möglichst täglich zu Hause ein individuelles Programm, das Ihnen vorher von einem erfahrenen Therapeuten gezeigt wurde. In speziellen Rheumazentren und stationären Abteilungen stehen außerdem Geräte und Hilfsmittel zur Verfügung, die bestimmte Übungen überhaupt erst ermöglichen. In balneologischen Zentren wird Unterwasserbewegungstherapie angeboten, die besonders gelenkschonend ist.

> **!**
>
> Mit der klassischen Krankengymnastik haben Sie eine gute Möglichkeit, Ihre Beweglichkeit zu verbessern und zu erhalten.

Krankengymnastik – mehr als einfaches Turnen
- Physiotherapie ist eine wesentliche Säule der Rheumatherapie!
- Bei sämtlichen rheumatischen Erkrankungen können Sehnen und Sehnenansätze betroffen sein. Diese sind mit Physiotherapie besonders gut behandelbar.
- Im Rahmen der Krankengymnastik wird Ihnen auch vermittelt, wie Sie auf gelenk- und wirbelsäulenschonende Art sitzen, gehen, stehen und arbeiten können.
- Vor allem bei Spondarthropathie verhindert die Krankengymnastik das Einsteifen der Wirbelsäule.

Massagen

Erfahrungsgemäß sind Patienten begeistert, wenn ihnen Massagen verschrieben werden. Kein Wunder, es ist natürlich angenehm, wenn der Therapeut mit den gelernten Handgriffen in der Lage ist, muskuläre Verspannungen zu lösen und dadurch Muskelschmerzen zu lindern. Und Sie müssen noch nicht einmal aktiv mitarbeiten. Halten Sie sich aber vor Augen, dass Massagen auf den Fortgang der Erkrankung meist keinen Effekt haben. Sie ersetzen eigenverantwortliches Üben nicht.

Ergotherapie

In der Ergotherapie lernt man den gelenkschonenden Einsatz vor allem der Hände im Alltag. Der Therapeut vermittelt Ihnen, wie Sie speziell die betroffenen Körperteile entlasten und trotzdem möglichst alle oder doch immerhin recht viele Aufgaben und Handgriffe selbst erledigen können. Besonders wenn die Hände, einzelne Finger oder auch die Arme und Schultern beteiligt sind, kann das Erlernen alternativer Bewegungsabläufe, wie etwa das Brotschneiden mit einer Hand, eine wertvolle Unterstützung darstellen. Schmerzauslösende Bewegungen werden damit vermieden.

!

Die moderne Rheumatherapie trägt dazu bei, dass Sie viele dieser Hilfsmittel nicht benötigen werden!

Aber Ergotherapie kann noch mehr. So kann der Therapeut bei der Auswahl spezieller Hilfsmittel und deren korrekter Nutzung behilflich sein. Bewegungshilfen, die den Alltag erheblich erleichtern, können verordnet werden. Für Menschen mit Gelenkbeschwerden gibt es eine Reihe sinnvoller Hilfsmittel. Es beginnt bei verlängerten und dadurch rückenschonenden Schuhlöffeln oder sogenannten „helfenden Händen", Greifern an einem langen Stab, die beim Anziehen und beim Aufheben von Gegenständen hilfreich sind. Über Sitz- und Hebehilfen geht es weiter bis zu Besteck und Schreibutensilien mit Griffverstärkung.

Einige sehr praktische Helfer können leicht selbst hergestellt werden, andere kann man kaufen oder vielleicht sogar bei der Krankenkasse leihen. Lassen Sie sich bei Ihrem Therapeuten oder z. B. bei der Rheuma-Liga beraten. Die Unterstützung des Ergotherapeuten kann sich bis zur Beratung über bauliche Veränderungen im Haus erstrecken.

Beispiele für Alltagshilfen

- **Greifhilfe:** Für Personen mit eingeschränkter Bewegungsfähigkeit der Hand gibt es spezielle Greifhalter. Sie ermöglichen es, Gegenstände wie Besteck oder Bürsten sicher zu handhaben.
- **Kugelschreiber:** Es gibt Kugelschreiber, die sich gut greifen lassen und die zum Schreiben keinen starken Druck benötigen.
- **Schlüsseldrehhilfe:** Die Schlüsseldrehhilfe lässt sich gut fassen und ermöglicht das einfache Aufschließen einer Tür.
- **Knöpfhilfe:** Das Gerät passt sich der Handform an und erleichtert das Schließen der Knöpfe.
- **Teller:** Ein zusätzlicher Ring aus Kunststoff kann so an dem Teller angebracht werden, dass ein höherer Rand entsteht. Der Rheumatiker kann somit mit nur einer Hand essen, ohne dass das Essen vom Teller rutscht.
- **Trinkbecher:** Sie haben zwei Henkel, damit sich das Gewicht auf beide Hände verteilt.
- **Dehnbare Schnürsenkel:** Elastische Schnürsenkel werden einmal gebunden und dehnen sich dann bei jedem An- und Ausziehen.
- **Elektrische Dosenöffner, Zahnbürste etc.:** Heute gibt es viele verschiedene Geräte mit elektrischem Antrieb. Sie entlasten, da der Betroffene sich nicht anstrengen muss.

Thermotherapie

Hierunter versteht man die Behandlung mit Wärme bzw. mit Kälte. Sie wird eingesetzt, um den Stoffwechsel und die Durchblutung zu beeinflussen. Beide Arten der Thermotherapie sind bei rheumatoider Arthritis gebräuchlich. Akute Zustände der RA werden mit Kälte, chronische Zustände ohne Entzündungsparameter höchstens mit schwacher Wärme behandelt. Es gibt in diesem Behandlungsbereich zahlreiche unterschiedliche Formen. Sehr oft kommen Wickel und Bandagen oder auch Bäder zur Anwendung. Bei der Kältetherapie kommen Methoden wie lokale Kühlkissen, Kühlsprays, die Kaltgasverdampfung und die Kältekammer mit bis zu –130 °C hinzu. In der Wärmetherapie sind Infrarot oder Rotlicht, Ultraschall- und Hochfrequenztherapie sowie Packungen aus Fango, Moor oder Schlick üblich.

Elektrotherapie

Bei dieser Form werden mithilfe verschiedener Ströme die Funktionen von Nerven und Bindegewebe beeinflusst. Es kommt sowohl Gleich- als auch Wechselstrom im nieder-, mittel- und hochfrequenten Bereich zum Einsatz.

Osteopathie

Die Osteopathie ist eine noch recht neue Therapieform und nimmt eine Sonderstellung ein. Es handelt sich hier um eine sehr sanfte Methode, die völlig ohne Medikamente oder Instrumente auskommt. Der Therapeut muss sich gut in Anatomie, Physiologie und Biomechanik auskennen. Nur mithilfe seiner Hände spürt er Blockaden auf, die sich durch die eingeschränkte Bewegungsfähigkeit in bestimmten Körperstrukturen aufgebaut haben. Wenn der Osteopath von Bewegung spricht, meint er übrigens nicht nur die von Muskeln oder Gelenken, sondern hat auch den Fluss des Blutes, des Atems, der Lymphe oder die Darmbewegung während der Verdauung im Kopf. Entzündungen, Fehler in der Lebensweise oder Verletzungen können Auslöser einer solchen Bewegungsblockade sein.

Nachdem der Therapeut sie aufgespürt hat, versucht er, die Bewegungseinschränkungen zu lösen. Das tut er wiederum mit seinen Händen. Grundgedanke ist, dass er damit Hilfe zur Selbstheilung leistet, denn der Organismus kann, so die Theorie, durch die Wiedergewinnung seiner Bewegungsfähigkeit die daraus resultierende Funktionsstörung selbstständig beheben.

!

Der Grundgedanke der Osteopathie ist die Hilfe zur Selbstheilung.

Craniosacraltherapie

Eine spezielle Form der Osteopathie ist die Craniosacraltherapie. Sie wurde in den 1930er-Jahren in den USA entwickelt und heißt übersetzt „Schädel-Kreuzbein-Behandlung". Man geht hier davon aus, dass in einem gleichmäßigen Rhythmus Hirnflüssigkeit im Gehirn freigesetzt und bis an das Kreuzbein geleitet wird. Dabei weitet sich der Schädel kurzfristig, und es entsteht eine Bewegung entlang der Wirbelsäule durch den ganzen Körper. Der erfahrene Osteopath erspürt Rhythmus und Bewegung und kann daran Verspannungen im Organismus lokalisieren, die er anschließend mit leichtem Druck zu lösen versucht.

Sowohl Osteopathie als auch die Craniosacraltherapie werden gegen rheumatische Beschwerden eingesetzt. Wunder sind davon allerdings nicht zu erwarten. Vor allem sollte ein gut ausgebildeter Therapeut ausgesucht und die Behandlung mit dem betreuenden Arzt abgestimmt werden, da sorgfältig entschieden werden muss, ob ein bestimmter Körperbereich überhaupt behandelt werden darf. Auch müssen die Griffe exakt ausgeführt werden, da sie sonst mehr schaden als nutzen könnten. Diese Therapie sollte, wie auch die nachfolgende Akupunktur, als Ergänzung der schulmedizinischen Therapie verstanden werden.

Akupunktur

!

Bei der Akupunktur werden bestimmte Punkte am Körper mit Nadeln stimuliert und Energieblockaden gelöst.

Hin und wieder probieren Rheumapatienten auch Akupunktur aus. Vereinfacht ausgedrückt werden bei dieser Methode bestimmte Punkte am Körper mit Nadeln stimuliert und Energieblockaden gelöst. Bisher können Studien keine echten Behandlungserfolge nachweisen. Die einzige Ausnahme ist die Kniegelenksarthrose: Eine Studie hat gezeigt, dass die Schmerzen nach vier, acht und zwölf Wochen Behandlungszeit erheblich geringer waren als bei Patienten, die eine Standardtherapie gemacht haben. Hierbei handelt es sich allerdings nicht um eine entzündliche rheumatische Erkrankung.

Bei einigen Patienten schlägt die Akupunktur gut, bei anderen überhaupt nicht an. Wer einen Versuch mit dieser Methode machen will, sollte sich einen gut ausgebildeten Therapeuten empfehlen lassen und sich eine Probefrist setzen. Die Behandlung wird nur in wenigen Fällen von der Krankenkasse übernommen und ist relativ kostspielig. Wenn Sie sich für diese Möglichkeit interessieren, sollten Sie wissen, dass es Fälle gibt, bei denen durch die Akupunktur ein Rheumaschub ausgelöst wurde. Auch hierzu existieren allerdings keine Studien.

Psychotherapie

Bei allen Patienten mit chronischen Erkrankungen spielt auch die Betreuung der Psyche eine Rolle. Nicht selten leiden Menschen mit rheumatischen Beschwerden unter Schuldgefühlen oder mangelndem Selbstbewusstsein, weil sie mit ihrem Alltag nicht allein fertig werden und um Hilfe bitten müssen. Schmerzen am ganzen Körper, die manchmal plötzlich aufflammen, belasten erheblich. Es ist eine Tatsache, dass Körper und Seele miteinander verbunden und voneinander abhängig sind. Eine stabile Psyche und seelisches Wohlbefinden tragen in hohem Maß zur Besserung körperlicher Zustände bei. Andersherum kann das Schmerzempfinden steigen, wenn der Betroffene unglücklich oder überlastet ist. Ein Therapeut kann die individuelle Schmerzwahrnehmung mithilfe bestimmter Psychopharmaka verändern. Und er kann Ihnen Entspannungstechniken an die Hand geben, mit deren Hilfe sich Verspannungen und Angstattacken, die bei chronisch Kranken vorkommen können, lösen können.

> **!**
> Seelisches Wohlbefinden trägt in hohem Maß zur Besserung körperlicher Zustände bei.

Lernen Sie, Hilfe anzunehmen
Reden Sie sich nicht ein, dass Sie alles alleine schaffen müssen. Es ist nicht erstrebenswert, alles irgendwie ohne Hilfe hinzukriegen.
Sprechen Sie Ihren Rheumatologen an, wenn Sie unterstützend eine Psychotherapie benötigen, oder auch für diese Möglichkeit offen sind.

Wenn ich keine Therapie will, ist das in Ordnung?

Sie sehen, es gibt ein großes Spektrum an Medikamenten. Zudem stehen diverse nichtmedikamentöse Therapien zur Wahl. Vielleicht können Sie es verstehen, vielleicht überrascht es Sie aber auch, dass wir in unserer täglichen Praxis immer wieder die Frage hören: „Ist es okay, wenn ich von einer Therapie Abstand nehme?" Natürlich sollte die Antwort darauf nicht einfach nur Ja lauten. Grundsätzlich ist es aber selbstverständlich so, dass Rheumatiker wie alle Patienten selber über ihren Körper entscheiden dürfen. Der Arzt kann nur Empfehlungen aussprechen. Es gibt durchaus Situationen, in denen es nachvollziehbar ist, wenn jemand auf eine Therapie, genauer gesagt auf eine Basistherapie, verzichten will – und kann. Zwei Beispiele:

Sehr alte Patienten, die wenig oder gar keinen Leidensdruck haben, brauchen nicht unbedingt immer eine Basistherapie. Sie werden nicht an Spätfolgen denken, sondern sich verständlicherweise mehr für ihre aktuelle Lebensqualität interessieren. Ein 86-jähriger Mensch, der sich dank der Einnahme einer kleinen Dosis Cortison gut bewegen kann, wird gern auf ein Basistherapeutikum verzichten. Viel wichtiger ist es für ihn, morgens gut aus dem Bett zu kommen und den Tag schmerzfrei oder wenigstens schmerzarm zu überstehen.

Eine weitere Sondersituation betrifft schwangere Patientinnen. Obwohl einige Basismedikamente auch während der Schwangerschaft guten Gewissens gegeben werden können, überwiegt bei mancher Frau einfach die Angst, dem Kind zu schaden, ganz gleich, welcher Art die Medikamente sind. Glücklicherweise tritt die Erkrankung in der Zeit der Schwangerschaft bei vielen milder auf als außerhalb dieser neun Monate, es wird also meist gar nicht so viel Arznei benötigt wie sonst. Insofern ist es leicht, der Schwangeren ihren Wunsch zu erfüllen und die Therapie auf ein Mindestmaß zu reduzieren. Frauen sollen ihre Schwangerschaft positiv und bewusst erleben. Das permanente Gefühl, das ungeborene Kind zu „vergiften", kann mehr Schaden anrichten, als die Medikamente es tun würden.

Wie aber ist es zu beurteilen, wenn ein eher junger Mensch mit rheumatischer Erkrankung eine medikamentöse Therapie ablehnt? Wie schon gesagt, hat selbstverständlich jeder das Recht, für sich selbst zu entscheiden, wie viel Therapie er möchte und was er nicht will. Es wäre nicht sinnvoll, wenn sein Arzt ihn mehr oder weniger zu etwas überreden würde. Die Wahrscheinlichkeit ist sehr hoch, dass jemand, der entweder die Tatsache, dass er überhaupt eine Therapie benötigt, oder die Einnahme von Tabletten grundsätzlich verweigert, das Gefühl von Unverträglichkeitsreaktionen und Unwohlsein haben wird. Mit Druck kommt man hier sicher nicht weiter, wichtig ist viel mehr Offenheit von beiden Seiten.

> **!**
>
> Jeder hat das Recht, für sich selbst zu entscheiden, wie viel Therapie er möchte.

Der Patient sollte eines auf keinen Fall tun: Er sollte nicht auf eigene Faust die Einnahme eines Präparats unterlassen oder einstellen, seinem behandelnden Arzt aber erzählen, dass er es laut Anweisung nimmt. Damit ist niemandem geholfen. Ein solcher Patient kann nicht über die Konsequenzen aufgeklärt werden, da ja niemand weiß, was er tut. Der Rheumatologe – erstaunt darüber, dass keinerlei Verbesserung eintritt oder sich der Zustand seines Patienten sogar verschlechtert – wird versuchen, die Therapie zu ändern und beispielsweise Dosierungen erhöhen, um zu einem positiven Resultat zu kommen. Doch er hat keine Chance, seinem Patienten zu helfen.

Sagen Sie lieber ganz ehrlich, wenn Sie etwa Angst vor einem Basismedikament haben oder befürchten, dass es bei Ihnen Übelkeit auslösen wird, oder wenn Sie Negatives darüber gehört oder gelesen haben. Fragen Sie nach Informationsmaterial und sprechen Sie mit Ihrem Arzt darüber, wenn der Beipackzettel Sie erschreckt.

> **!**
>
> Sagen Sie Ihrem Arzt ehrlich, wenn Sie Bedenken gegenüber einem Basismedikament haben.

Der Arzt sollte den Patienten detailliert darüber aufklären, wie sich seine Erkrankung voraussichtlich entwickeln wird, wenn er eine Therapie ablehnt. Eine richtige Entscheidung treffen kann nur, wer die Lage richtig einschätzt. Es sollte darum unbedingt klar gesagt werden, wie hoch das Risiko ist, dass Gelenke zerstört werden, dass mit der Gelenkfunktion Beweglichkeit, Fitness und damit auch Lebensqualität eingebüßt wird. Auch auf die Schmerzen, mit denen zu rechnen ist, sollte hingewiesen werden. Dem Betroffenen muss klar sein, dass er diese aushalten oder zu Schmerzmitteln greifen muss. Er kann sich dann überlegen, ob er Schmerzmedikamente für weniger gefährlich hält als Basismedikamente.

Wir beobachten, dass die Angst vor den Nebenwirkungen noch immer der größte Feind im Kampf gegen Rheuma ist. Das kann sich nur ändern, wenn Patienten erkennen, welchen Quantensprung die Forschung in den letzten Jahren geschafft hat. Die heutigen Medikamente schaden dem Körper zum allergrößten Teil deutlich weniger, als die Krankheit es tut, wenn sie unbehandelt bleibt. Rheuma erhöht nicht nur das Risiko für Gelenkzerstörungen, sondern beispielsweise auch dafür, eine Herz-Kreislauf-Erkrankung zu bekommen. Selbst bestimmte Tumorerkrankungen sind bei Rheumatikern wahrscheinlicher, wenn die Krankheit ungehindert fortschreiten kann. Dies sollten Sie bei Ihrer Entscheidungsfindung wissen.

Im Idealfall finden Patient und Arzt eine Therapie, zu der beide stehen können. Sollte das nicht der Fall sein, ist es dennoch sinnvoll, regelmäßige Untersuchungen zu vereinbaren. So sind Sie wenigstens konstant über den Stand Ihrer Krankheit informiert.

Impfungen

Impfungen gehören natürlich nicht unmittelbar zur Rheumatherapie. Sie können jedoch selbstverständlich auf Patienten zu-
kommen, die wegen einer rheumatischen Erkrankung in Behandlung sind. In unserer Praxis sind Impfungen häufig Thema.
Wir stellen fest, dass diesbezüglich viel Unsicherheit besteht.
Wer noch nie eine Grippe hatte, fragt sich, warum er jetzt dagegen geimpft werden soll. Und auch bei anderen Impfungen
taucht immer wieder die Frage auf: „Ist das wirklich gut für mich
oder ist es eher eine Belastung oder gar ein Risiko für meinen
Körper?"

> **!**
> Impfungen gehören
> zu den großen
> Errungenschaften
> der modernen
> Medizin, die die
> Lebenserwartung
> deutlich angehoben
> haben.

Grundsätzlich begrüßen wir es sehr, wenn Patienten ihre Sorgen und Ängste ansprechen. So haben wir die Chance, ihnen die
klaren Vorteile ebenso aufzuzeigen wie etwaige Risiken. Impfungen gehören zu den großen Errungenschaften der modernen Medizin, die die Lebenserwartung deutlich angehoben haben. So
hat etwa die Grippe-Impfung die Sterblichkeit älterer Menschen
klar gesenkt. Das gilt für Rheumapatienten genauso wie für alle
anderen. Zwei weitere Beispiele: In den 50er-Jahren war Kinderlähmung an der Tagesordnung. Dank der Polio-Impfung steht die
Erkrankung kurz vor der Ausrottung. Das ist mehr als erfreulich,
besonders für uns Rheumatologen, die wir noch heute einige Patienten haben, die unter den Spätfolgen der Krankheit leiden.
Hin und wieder haben wir Menschen vor uns, bei denen zu klären ist, ob sie unter Rheuma leiden oder ob sie die chronischen
Beschwerden des Bewegungsapparates aufgrund der Muskelschwäche und der Wachstumshemmungen haben, die von der
Kinderlähmung verursacht wurden. Zuletzt sei der Keuchhusten
erwähnt. Uns begegnen zunehmend Erwachsene, die unter der
vermeintlichen Kinderkrankheit leiden. Weil die Auffrischungs-
impfungen nicht wahrgenommen werden, ist die Erkrankung
wieder auf dem Vormarsch.

Zusätzlich zur ohnehin in der Bevölkerung verbreiteten Skepsis machen Rheumapatienten sich weitere Gedanken. Sie fragen sich oft, ob Impfungen nicht gerade Autoimmunerkrankungen, also möglicherweise auch Rheuma auslösen. Uns begegnet immer wieder der Gedanke, man könne Rheuma überhaupt erst in der Folge einer Impfung bekommen haben. Hier können wir inzwischen widersprechen: Dank aktueller und umfangreicher Daten zu Impfungen bei Menschen mit rheumatoider Arthritis, Spondarthropathie oder auch einer Kollagenose wissen wir, dass es keinen auffälligen Zusammenhang zwischen einer Impfung und der Entwicklung einer chronischen Rheumaform gibt. Was tatsächlich auftreten kann, sind vorübergehende Gelenkentzündungen, die jedoch vollständig ausheilen. Man hat das selten

Bei allen Fragen rund um das Thema Impfen kann Ihr Rheumatologe Sie kompetent beraten.

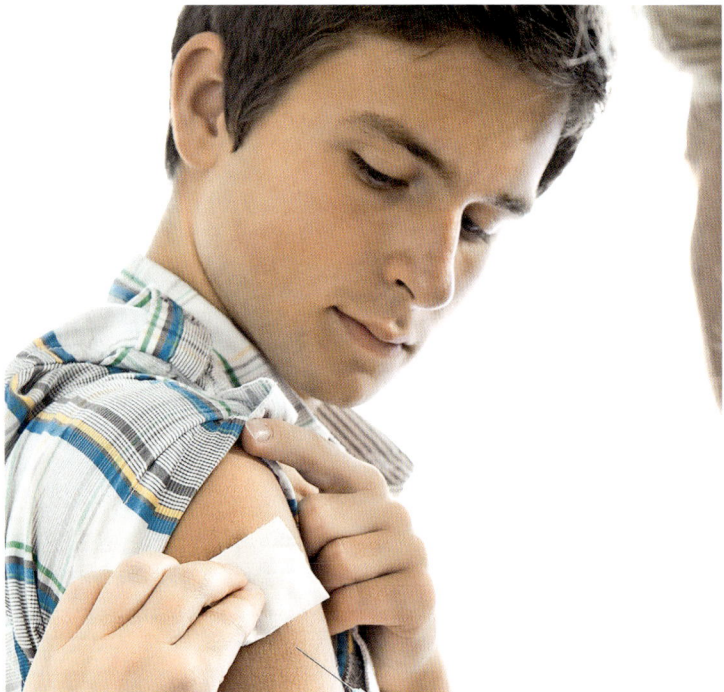

nach der Röteln-Impfung oder noch seltener nach der Impfung gegen Hepatitis B beobachtet.

Schließlich fragen sich viele, ob die Impfung überhaupt wirken kann, wenn man Medikamente nimmt, die das Immunsystem unterdrücken oder zumindest beeinflussen. Falls bei Ihnen gerade erst mit einer Rheumatherapie begonnen wird, wird Ihr Rheumatologe Ihnen möglicherweise vorschlagen, einige Impfungen vorher noch zu erledigen. Stecken Sie bereits in der Therapie und benötigen eine Impfung, ist ebenfalls Ihr Rheumatologe ein guter Ansprechpartner.

> **!**
>
> Sind Sie bereits in der Therapie und benötigen eine Impfung, sprechen Sie mit Ihrem Rheumatologen.

Bei passiven Impfungen wird ein Antikörper gegeben, der vorübergehend schützt. Sie alle sind für Rheumatiker unproblematisch. Die aktive Impfung dagegen regt den Organismus an, selbst Antikörper zu produzieren. Hier ist einiges zu beachten.

Für aktive Impfungen gilt:

- Bevor es mit einer Basistherapie losgeht, die Ihr Immunsystem beeinflusst bzw. unterdrückt, sollte Ihr Impfschutz aktualisiert werden. Das gilt für einige Therapien in besonderem Maße, etwa mit Rituximab, da die Immunzellen, die Antikörper produzieren sollen, durch die medikamentöse Therapie außer Gefecht gesetzt werden können.

- Unter Basistherapie und insbesondere unter hochdosierter Cortisontherapie ist die Impfantwort manchmal schwächer, aber meist immer noch ausreichend, um einen Impfschutz zu erzeugen. Eine Ausnahme ist das Biologikum Rituximab: Nach dessen Gabe sind Impfungen in den darauffolgenden Wochen häufig ineffektiv.

- Impfungen mit Lebendimpfstoffen kommen für Rheumatiker nicht in Frage. Sie sind z. B. gegen Gelbfieber, Masern, Mumps und Röteln gebräuchlich. Die zwar geschwächten, aber dennoch lebenden Krankheitserreger könnten zu Schwierigkeiten führen.

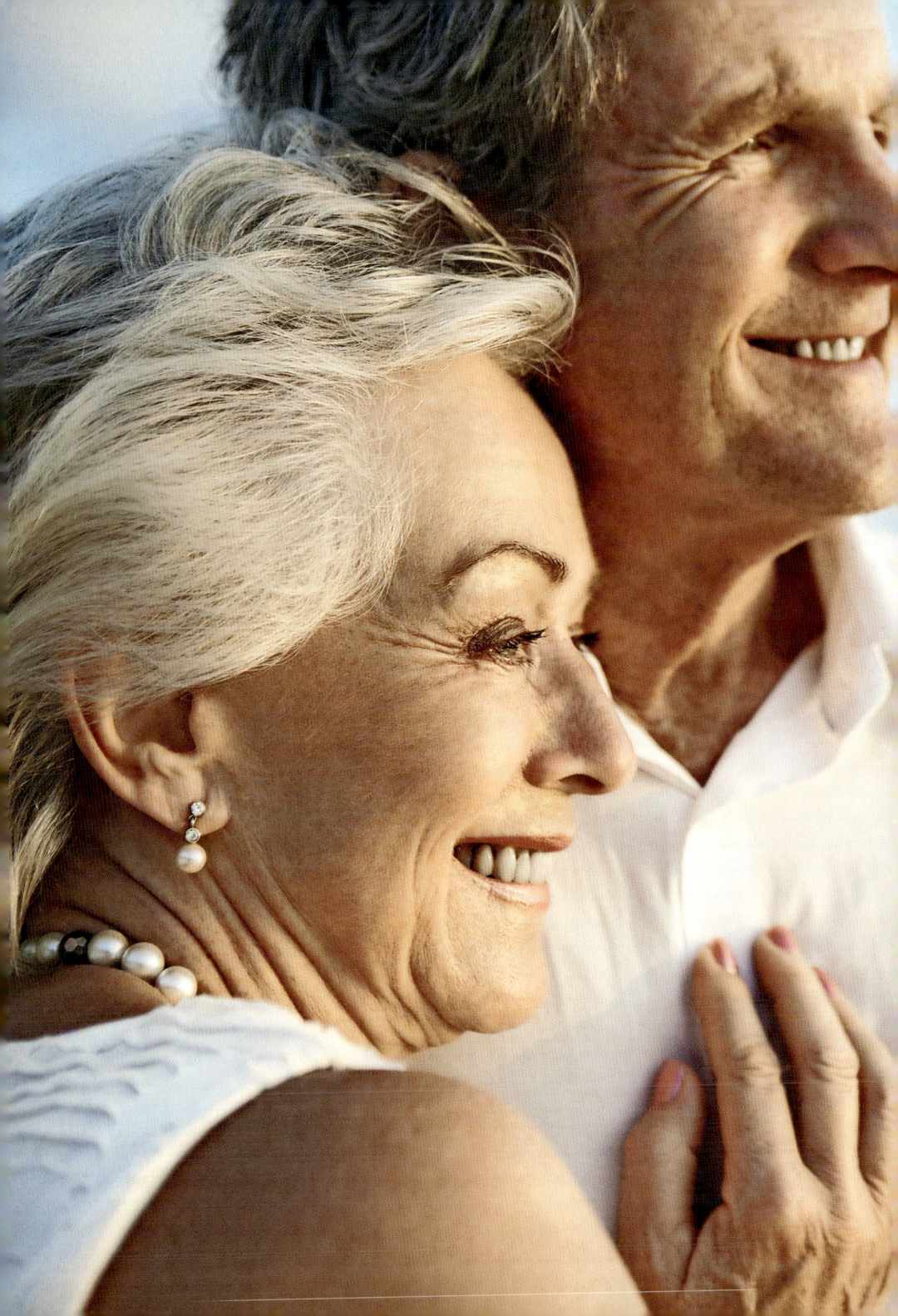

DEN ALLTAG MEISTERN

Die Diagnose Rheuma stellt fast immer einen großen Einschnitt im Leben dar. Heute können Sie jedoch auch mit Rheuma ein fast beschwerdefreies Leben führen. Neben Tipps zur richtigen Ernährung und Bewegung und für einen guten Schlaf finden Sie in diesem Kapitel Informationen über Ihre Rechte im Umgang mit Behörden und Ihrem Arbeitgeber. Wenn Sie als rundum informierter Patient mit Ihrem Arzt eine Beziehung auf Augenhöhe führen und auch im privaten Bereich Klarheit und Geduld mitbringen, steht einem zufriedenen Leben trotz Rheuma nichts im Wege.

Entspannt mit Rheuma durch den Alltag

Für jemanden, der gerade erst die Diagnose Rheuma bekommen hat, oder auch für einen Patienten, der gerade einen Schub erleidet, mag die Überschrift dieses Abschnitts wie Hohn wirken. Wie soll ich entspannt sein, wenn Schmerzen und Bewegungseinschränkungen meinen Alltag erschweren, wenn ich müde und ständig erschöpft bin? Wo soll die Entspannung herkommen, wenn ich trotz meiner Erkrankung die Doppelbelastung von Beruf und Familie bewältigen muss?

Es ist gut nachvollziehbar, dass die Erkenntnis, von einer chronischen Krankheit betroffen zu sein, zunächst Zukunftsängste bis hin zu Verzweiflung auslösen kann. Der eine oder andere hat einen langen Weg von einem Spezialisten zum anderen hinter sich, bis sein Leiden einen Namen hatte. In dem Moment mag sich sogar Erleichterung einstellen: Endlich bestätigt jemand, dass da etwas nicht stimmt. Endlich kommt man sich nicht mehr wie ein eingebildeter Kranker oder gar ein Simulant vor. Endlich kann eine Therapie in Angriff genommen werden. Doch damit taucht vielleicht auch die Sorge auf, nun bis ans Lebensende Medikamente nehmen zu müssen und dennoch Einschränkungen zu haben. Krank werden doch immer nur die anderen. Aber plötzlich ist man selbst betroffen, fühlt man sich verletzlich und hilflos. Das muss nicht sein!

Man kann es nicht oft genug wiederholen: Heutzutage kann nahezu jedem Rheumapatienten sehr gut geholfen werden, sodass er ein völlig normales unbeschwertes Leben führen kann. Deshalb möchten wir Sie auffordern, sich nicht zu verkriechen und nicht die Augen vor der Erkrankung zu verschließen. Gehen Sie offen heran, nachdem Sie den ersten Schock überwunden haben, informieren Sie sich, sprechen Sie im Freundeskreis und in der Familie über Ihre Ängste und Schwierigkeiten. In diesem Kapitel wollen wir Ihnen viele praktische Tipps an die Hand geben,

!

Verkriechen Sie sich nicht und verschließen Sie nicht die Augen vor der Erkrankung!

die Sie dabei unterstützen sollen, trotz Rheuma positiv in die Zukunft zu blicken. Sie können erfahren und am eigenen Leib spüren, dass ein schönes Leben auch mit dieser chronischen Krankheit möglich, ja sogar sehr wahrscheinlich ist.

Was kann ich tun? Anfangen!

Ein guter Anfang ist schon gemacht, indem Sie dieses Buch lesen. Das zeigt: Sie laufen nicht vor der Wahrheit davon, sondern Sie machen sich auf den Weg, Ihre Krankheit zu verstehen. Das wird Ihnen helfen, entspannt durch den Alltag zu kommen. Stress – und Unsicherheit und Zukunftsängste können durchaus Stress auslösen – ist kontraproduktiv. Er fördert die Entstehung weiterer Beschwerden. Außerdem belegen mehrere Studien, dass negativer Stress die Rheumaaktivität ungünstig beeinflusst. Es treten mehr Schübe auf als bei entspannten Menschen. Atmen Sie also tief durch und üben sich in Gelassenheit! Nicht so einfach? Nicht schlimm. Niemand ist von heute auf morgen tiefenentspannt. Haben Sie Geduld mit sich, anstatt sich auch dabei unter Druck zu setzen. Versuchen Sie, ganz langsam Ihre Haltung zu bestimmten Themen zu überdenken und zu verändern. Und holen Sie Stück für Stück die Aspekte in Ihr Leben, die Sie vor Stress schützen. Das können Techniken wie Meditation, Yoga oder autogenes Training sein. Dazu gehört aber auch, mit anderen Menschen ausgelassen zu sein, Spaß zu haben und das Schöne im Leben zu genießen. Bewegung ist ein Aspekt, ein anderer tiefer und erholsamer Schlaf. Wie Sie das alles von der Theorie in die Praxis umsetzen, erfahren Sie auf den nächsten Seiten.

> **!**
>
> Versuchen Sie, ganz langsam Ihre Haltung zu bestimmten Themen zu überdenken und zu verändern.

Rheuma und Ernährung

Ernährung ist ein wichtiger Bestandteil des Alltags. Und sie hat einen Einfluss auf das Wohlbefinden. Wer an einer chronischen Krankheit leidet, möchte gern selbst etwas tun, um die Krankheit günstig zu beeinflussen, um seinem Körper zu helfen, wieder optimal zu funktionieren. In diesem Zusammenhang taucht oft die Frage nach der „richtigen" Ernährung auf.

Leider gibt es keine spezielle Rheuma-Ernährung. Wenn Sie als Rheumapatient normalgewichtig sind, sich vorwiegend von mediterraner und/oder asiatischer Küche ernähren, tierische Fette ohnehin schon reduzieren und reichlich Wasser trinken, machen Sie alles richtig. Diese Ernährungsform gilt als ideal, mehr können Sie durch Ihr Essverhalten nicht tun, um die Rheumatherapie zu unterstützen.

Liegen Sie über dem für Ihre Größe geltenden Normalgewicht, haben Sie eine gute Ansatzmöglichkeit. Je weniger Gewicht erkrankte Gelenke tragen müssen, desto besser. Jede Bewegung im Alltag und jede sportliche Übung wird mit überflüssigen Kilos nicht nur zur Qual, sondern löst auch eine erhöhte Beanspruchung im negativen Sinn aus. Und nicht nur der Bewegungsapparat leidet unter Übergewicht. Zu viele Kilos auf den Hüften sind schuld an den meisten Zivilisationskrankheiten, die die durchschnittliche Lebenserwartung für den Betreffenden senken. Das sind Bluthochdruck, erhöhte Cholesterinwerte, Diabetes, Schlaganfall, Herzinfarkt.

Viele möchten unbedingt nach Diätplan abspecken, weil sie sich allein überfordert fühlen. Dagegen spricht im Grunde nichts. Gerade das Abnehmen in der Gruppe eignet sich für manche besonders gut. Hier kann man seinen Frust abladen, Tipps bekommen, sich Motivation abholen. Lassen Sie sich aber bitte nicht auf Diäten ein, die schnelle Erfolge versprechen oder einseitig sind, wie eine Kartoffel- oder Reisdiät. Auch rigorose Verbote können Sie getrost vergessen. Wenn der Wunsch nach einem schnellen Gewichtsverlust auch noch so nachvollziehbar ist, sei davor gewarnt. Dahinter steckt meist nämlich nur der Verlust von Wasser. Gerade für Übergewichtige ist das gefährlich, denn das Blut wird zähflüssiger, also muss das Herz mehr arbeiten, um das Blut durch die Adern pumpen zu können. Bei einseitigen Er-

> **!** Das Abnehmen in der Gruppe eignet sich für manche Menschen besonders gut.

nährungsprogrammen fehlen immer Vitalstoffe, die der Körper aber zwingend benötigt. Mangelerscheinungen sind Gift für Rheumapatienten! Darum auch Finger weg von irgendwelchen Diät-Drinks.

Daran erkennt man eine gute Diät
- Die Gewichtsreduzierung ist langfristig geplant.
- Hintergründe werden vermittelt, sodass der Anwender etwas über Ernährung lernt und seinen Speiseplan dauerhaft umstellen kann.
- Die Rezepte und Vorschläge sind praxisgerecht und können mit leicht erhältlichen und nicht überteuerten Nahrungsmitteln ohne übertriebenen Aufwand umgesetzt werden.
- Es werden neben den Ernährungsanleitungen auch Tipps für Bewegung mitgeliefert.
- Der Speiseplan ist ausgewogen, vielseitig und aus möglichst frischen Lebensmitteln zusammengestellt.
- Verbote gibt es nicht.
- Das Essen macht Spaß, schmeckt gut und sättigt.

Lassen Sie sich auf jeden Fall von Ihrem Arzt beraten!

Abnehmen – wie denn nun?

Gehen Sie es langsam an. Das gute alte FDH („Friss die Hälfte") funktioniert noch immer. Dabei ist es nicht wörtlich zu nehmen, das heißt, Sie müssen nicht gleich die Nahrungsmenge auf die Hälfte reduzieren. Fragen Sie sich lieber, wenn Sie eine Portion nachnehmen, warum Sie das tun. Hunger? Oder greifen Sie doch eher erneut zu, weil es so gut schmeckt? Um den Genuss noch länger zu haben, reicht auch ein kleiner Löffel. Gleiches gilt für Knabbereien und Süßigkeiten. Seien Sie nicht zu streng mit sich, sondern gönnen Sie sich auch mal etwas. Es sollte nur nicht die ganze Tafel Schokolade oder der komplette Inhalt einer Chipstüte sein. Kasteien Sie sich nicht. Wenn Sie am Abend nur ein Salatblatt knabbern, bekommen Sie garantiert wieder Hunger und ris-

!

Seien Sie nicht zu streng mit sich, sondern gönnen Sie sich auch mal etwas.

kieren, dann zu ungesunden Kalorienbomben zu greifen. Ein schlechtes Gewissen, das Ihnen sicher nicht gut tut, gibt's dann noch obendrauf.

Hier ein paar Tipps:
- Freunden Sie sich mit einer mediterran oder asiatisch geprägten Küche an.
- Verwenden Sie lieber Olivenöl als Butter zum Kochen und Braten.
- Quark und Frischkäse sind eine prima Alternative zu Butter auf Brot.
- Probieren Sie doch mal Tomatensaft, um Nudelsoßen zu verlängern und zu verfeinern. Dann können Sie mit Sahne sparen.
- Cortison löst gerne Heißhunger aus, insbesondere auf Süßes. Greifen Sie statt zu Schokolade oder Gummibärchen lieber zu Obst oder zu Rohkost wie Möhren, Kohlrabi oder Paprika. Ein köstlich gewürzter Dip aus Joghurt oder Quark macht den Snack zur Schlemmerei und versorgt Sie gleich mit Kalzium.

Apropos Kalzium

!

Kalzium ist für einen funktionierenden Organismus unverzichtbar.

Kalzium gibt den Knochen und Zähnen Festigkeit. Auch für die Reizleitung von Muskeln und Nerven ist dieser Mineralstoff unverzichtbar. Steht davon zu wenig im Blut zur Verfügung, um die Aufgaben zu erfüllen, greift der Organismus auf die Vorräte in den Knochen zurück. Mit schlimmen Folgen, denn die Härte des Skeletts nimmt ab. Der tägliche Verzehr von Milch oder Milchprodukten ist darum unerlässlich. Gerade Patienten mit einer rheumatischen Erkrankung sei daher empfohlen, einen bis zwei Joghurts täglich zu essen. Natürlich sind auch Quark und Milch geeignet.

Vitaminpräparate sind verzichtbar

Mit der heute permanent verfügbaren gesunden und ausgewogenen Nahrung nimmt man alle benötigten Vitamine in ausreichender Menge auf. Zusätzliche Vitaminpräparate oder Nahrungsergänzungs- mittel sind überflüssig. Greifen Sie nur dazu, wenn Ihnen beispiels- weise Vitamin D verordnet wird, weil Sie Cortison nehmen, oder Folsäure, weil Sie MTX bekommen.

Die sogenannten Softdrinks, also Cola und Co., enthalten nicht nur eine ungeheure Menge Zucker und Kalorien, sondern auch eine sehr große Portion Phosphat. Das stört die Aufnahme von Kalzium in den Knochen. Speziell bei Patienten, die Cortison nehmen, können die Vorräte des Minerals im Körper drastisch sinken, wenn gleichzeitig viel Phosphat konsumiert wird. Haben Sie bei einer Feier am Wochenende mal unbändige Lust auf ein Glas Cola? Dann trinken Sie es! Täglich sollten Sie aber lieber nicht zu dem süßen Getränk greifen.

Phosphate befinden sich übrigens auch in großen Mengen in Fertiggerichten. Ein wichtiger Tipp ist darum, frisch zu kochen, sooft es Ihnen stressfrei möglich ist.

Auf den Eisenhaushalt achten

Entzündungen gehören zum Krankheitsbild des Rheumapatien- ten. Sie beeinflussen den Eisenhaushalt. Viele Betroffene haben einen Eisenmangel. Falls Sie sich vegetarisch ernähren möchten, sollten Sie darum darauf achten, besonders viel dunkelrotes Obst und Gemüse, wie beispielsweise Rote Beete, zu sich zu nehmen. Eine ausgewogene Ernährung, ggf. auch einmal mit rotem eisen- haltigem Fleisch, ist zu empfehlen. Absolute Wahrheiten und ra- dikale Diäten sollten gemieden werden.

Essen Sie viel dunkelrotes Obst und Gemüse oder ein- bis zweimal wöchentlich Fleisch.

Vorsicht oder zumindest ein geschärftes Bewusstsein ist im Umgang mit Süßem angebracht. Ein übermäßiger Genuss von Zucker und Co. ist für niemanden gut. Wenn man Cortison einnimmt, sollte man sich besonders zurückhalten, weil es sowieso schon die Stoffwechsellage in Richtung Diabetes verschiebt. Das gilt umso mehr für Patienten, die einen grenzwertigen Zuckerhaushalt oder bereits Diabetes haben, sowie für Menschen, bei denen eine familiäre Belastung vorliegt. Ihnen wird empfohlen, den Blutzucker gelegentlich kontrollieren zu lassen.

Zusammenfassend kann man sagen:

- Hervorragend ist eine gesunde Mischkost mit viel Obst und Gemüse.
- Selbst frisch kochen ist immer besser, als auf Fertigprodukte zurückzugreifen.
- „Dunkles" Fleisch sollte ein- bis zweimal pro Woche auf dem Tisch stehen. Wurst enthält viel Fett und sollte darum ebenfalls auf ein- bis zweimal pro Woche reduziert werden.
- Einmal pro Woche empfiehlt sich magerer Seefisch zur Jodaufnahme.
- Milchprodukte gehören einfach dazu. Für Patienten mit einer gleichzeitigen Laktose-Intoleranz gibt es inzwischen viele laktosefreie Varianten, die ebenso gute Kalziumlieferanten sind wie herkömmliche Milchprodukte.
- Meiden Sie Softdrinks.
- Eine dauerhafte Ernährungsumstellung ist immer besser als eine Radikaldiät.
- Genießen Sie ruhig Kaffee und Alkohol, aber bitte in Maßen.
- Hören Sie auf zu rauchen, wenn es irgend geht.

Rauchen, Alkohol und Kaffee – Genuss oder Gift?

Diese beiden Punkte sind natürlich ein Thema, wenn es darum geht, den Alltag zu gestalten und zu meistern. Schauen wir deshalb jetzt ein wenig genauer hin. Es wurde schon im ersten Kapitel gesagt: Glimmstängel stehen Rheumatikern einfach nicht. Rauchen begünstigt die Entstehung der Erkrankung und verschlechtert die Therapieaussichten. Soweit die fiesen Fakten und die Theorie. Nun kommt die Praxis, nämlich die liebe Gewohnheit, die Sucht. Oft bekommen wir zu hören: „Ich muss aufgrund meiner Erkrankung schon auf das eine oder andere verzichten. Ich muss einen Haufen Tabletten schlucken. Jetzt soll ich auch noch ohne meine Zigaretten auskommen?" Die Antwort lautet: „Am besten wäre es!"

Sehen Sie es doch einmal so: Ihr Körper hat ohnehin schon mit einer Erkrankung zu kämpfen und er verarbeitet die eingenommenen Medikamente. Und dann wollen Sie ihm auch noch Nikotin und andere Schadstoffe zumuten? Aufhören ist nicht einfach, aber das haben schon ganz andere geschafft. Nikotinpflaster oder -kaugummis können Ihnen helfen, sich vom Glimmstängel zu verabschieden. Halten Sie sich immer wieder vor Augen, dass es das Beste ist, was Sie aktiv gegen Ihre Erkrankung tun können. Mit Zigaretten zu brechen, wird sogar als bestmögliche Basistherapie angesehen. Und gleichzeitig stärken Sie Ihre gesamte Gesundheit. Wenn es (momentan) gar nicht geht, achten Sie wenigstens darauf, den Konsum so weit wie möglich zu reduzieren. Und eins ist klar: Wenn Sie bisher nicht geraucht haben, denken Sie nicht einmal daran, es jetzt auszuprobieren.

Auch mit dem Alkohol ist das so eine Sache. Keine Sorge, ein komplettes Alkoholverbot gibt es für den Rheumatiker nicht. Wie heißt es so schön? Die Dosis macht das Gift. Wein und Bier gehören in unserer Kultur zum gesellschaftlichen Leben für viele dazu. Es hat etwas mit Lebensqualität zu tun, mit Freunden oder der Familie ein Gläschen zu trinken. Davon sollen auch Rheumapatienten nicht ausgeschlossen sein. Gönnen Sie sich ganz bewusst und ohne schlechtes Gewissen ein Glas Bier, Wein oder auch Sekt und genießen Sie es. Zweimal pro Woche ist das in Ordnung. Ein Vollrausch ist es nicht. Ebenso wenig der regelmäßige Konsum,

! Mit dem Rauchen aufzuhören ist das Beste, was Sie aktiv gegen Ihre Erkrankung tun können.

! Ein komplettes Alkoholverbot gibt es für den Rheumatiker nicht – ein Gläschen ab und zu ist erlaubt.

beispielsweise zu jedem Abendessen. Konkret: Für Frauen – die ja überwiegend von Rheuma betroffen sind – ist der Genuss von mehr als 20 Gramm Alkohol täglich schädlich. Das ist eben das eine Glas Wein oder Bier.

Wichtig zu wissen: Die Nebenwirkungen einiger Rheumamittel können sich unter Alkohol verstärken. Falls Sie Medikamente nehmen, die ohnehin schon die Leber belasten, kann selbst die sonst unproblematische Menge gefährlich werden. Besprechen Sie am besten das für Sie ideale Maß mit Ihrem Arzt.

Alkoholfrei? Schmeckt genauso gut!
Oft geht es bei dem Genuss von Bier, Wein oder Sekt gar nicht um den Rausch, sondern in erster Linie um den Geschmack. Es lohnt sich, es einmal mit alkoholfreien Varianten zu probieren, die inzwischen in sehr guter Qualität zu bekommen sind. Gerade Bier und alkoholfreie Sekt-Mischgetränke kommen geschmacklich an die gehaltvollen Originale heran.

Ein Tässchen Kaffee am Morgen, ein Espresso nach dem Essen – für viele muss das einfach sein. Kein Problem. Sofern Sie nicht zu einem empfindlichen Magen neigen oder nach dem Genuss Beschwerden auftreten, spricht nichts dagegen. Sie müssen nicht auf Koffein verzichten, sollten sich aber am besten auf zwei Tassen am Tag beschränken und darauf Rücksicht nehmen, wenn Sie sie, eventuell im Zusammenhang mit einem Medikament, nicht mehr vertragen. Unter NSAR oder auch während der Cortisontherapie kann dies der Fall sein.

Kleiner Tipp: Falls Sie Kaffee mit Zucker oder Sirup in allen möglichen Geschmacksrichtungen mögen, machen Sie sich bewusst, dass diese ziemlich kalorienreich sind. Gerade wenn Sie sich von einigen Kilos trennen möchten, sollten Sie den guten alten Filterkaffee oder auch ungesüßten Cappuccino bevorzugen.

Guten Abend, gute Nacht

Entzündungen im Körper verlangen dem gesamten Organismus Höchstleistung ab und rauben Ihnen Ihre Kraft. Vom Fatigue-Syndrom war bereits die Rede. Oft genug ist das etwas, unter dem die Patienten am meisten leiden. Menschen mit rheumatischer Erkrankung leiden obendrein nicht selten an Missempfindungen wie etwa unruhigen Beinen. Das gerade dann, wenn sie doch eigentlich zur Ruhe kommen wollen. Und sie wachen nachts aufgrund ihrer Schmerzen immer mal wieder auf.

Schlafstörungen haben viele Gesichter. Schmerzen hindern daran einzuschlafen. Sie können einen mitten in der Nacht wecken. Manch einer schläft vielleicht durch, erlebt aber keine Tiefschlafphase, weil ihn die Beschwerden daran hindern. Sie verstärken nicht nur das Gefühl der Abgeschlagenheit am Tag. Es hat sich gezeigt, dass der daraus resultierende Schlafmangel Schmerzen wiederum fördern und verstärken kann.

Darüber hinaus beeinflusst er das Immunsystem negativ. Es ist bekannt, dass die Entstehung verschiedenster Erkrankungen, von Diabetes über Herz-Kreislauf-Erkrankungen, von lang anhaltendem Schlafdefizit begünstigt wird.

> Schmerzen hindern daran, einzuschlafen, und der daraus resultierende Schlafmangel kann Schmerzen wiederum fördern und verstärken.

Schäfchen zählen?

Was tun, wenn der ersehnte Schlaf einfach nicht kommen will? Es gibt mehrere Möglichkeiten, die man ausprobieren kann. Dem einen hilft ein festes Ritual, z. B. das Glas heiße Milch mit Honig vor dem Zubettgehen. Auch zehn oder 15 Minuten Entspannungstraining als Tagesabschluss können helfen. Autogenes Training oder progressive Muskelentspannung bieten sich an. Eher hinderlich ist es, bis zur letzten Sekunde unter Strom zu stehen. Wer noch spät am Abend völlig abgehetzt durch die Wohnung rennt, um irgendwelche Dinge zu erledigen, wird kaum einschlafen können, wenn er keine Phase hat, in der er langsam einen Gang zurückschalten kann. Achtung: Auch auf-

> Wer noch spät am Abend völlig abgehetzt durch die Wohnung rennt, um irgendwelche Dinge zu erledigen, wird kaum einschlafen können.

wühlende Filme können Sie in einen Zustand höchster Anspannung versetzen, obwohl Sie doch gemütlich auf dem Sofa liegen. Fernseher nach dem Showdown aus, Zähneputzen, Hinlegen? Wundern Sie sich nicht, wenn es dauert, bis Sie zur Ruhe kommen.

Schlafforscher haben übrigens herausgefunden, dass auch der Halbschlaf oder das Dösen Erholung bringen. Setzen Sie sich also bloß nicht unter Druck. Vermeiden Sie den Blick auf die Uhr, um zu schauen, wie lange Sie denn schon wieder wach liegen. Wenn gar nichts geht, stehen Sie wieder auf. Beschäftigen Sie sich mit einer ruhigen angenehmen Tätigkeit. Erst wenn Sie schläfrig werden, gehen Sie wieder zu Bett.

Menschen mit Schlafstörungen sollten für gute Rahmenbedingungen sorgen. Schalten Sie, wenn möglich, Lärmquellen aus. Sorgen Sie dafür, dass Sie Ihr Schlafzimmer abdunkeln können. Es sollte nicht zu warm sein und möglichst auch kein Abstellraum, in dem alles Mögliche gelagert wird. Ein aufgeräumter klarer Raum lässt eher Ruhe einkehren. Nicht zuletzt ist natürlich eine gute Matratze wichtig.

Immer wieder werden spezielle Rheuma- oder Gesundheitsmatratzen zu überzogenen Preisen angeboten. Grundsätzlich sagt man, dass für schwere Menschen eine harte Matratze geeignet ist. Wer klein und eher leicht ist, kann sich für eine weichere Schlafunterlage entscheiden. Betrachten Sie das aber nur als Richtlinie. Letztendlich müssen Sie sich wohlfühlen. Lassen Sie sich zu Matratzen im Fachgeschäft beraten und ein für Sie passendes Exemplar empfehlen. Gute Anbieter stellen Ihnen die Matratze für einige Zeit zum Testen zur Verfügung.

Halten Schlafstörungen über Monate an und treten in dieser Zeit mehrfach pro Woche auf, sollten Sie mit Ihrem Arzt auch über eine medikamentöse Therapie nachdenken. Es besteht sonst die Gefahr, dass die Störung chronisch wird. In den meisten Fällen sollte eine Basistherapie jedoch sowohl Schmerzen als auch

!

Lassen Sie sich zu Matratzen im Fachgeschäft beraten und ein für Sie passendes Exemplar empfehlen.

Entzündungen so minimieren, dass Sie überwiegend erholsam schlafen können.

Der Rheuma-Monat

Wie schon gesagt: Wir wollen Ihnen in diesem Kapitel viele praktische Tipps an die Hand geben, die Sie dabei unterstützen, trotz Rheuma positiv in die Zukunft zu blicken. Wir gehen sogar noch einen Schritt weiter. Ganz ohne Zweifel ist die Konfrontation mit einer chronischen Erkrankung eine erhebliche Veränderung, ein regelrechter Einschnitt im Leben. Der Körper, der jemanden möglicherweise noch nie im Stich gelassen hat, ist plötzlich verletzlich, angreifbar. Das ist eine Situation, mit der man erst mal klarkommen muss.

Wir beobachten allerdings, dass jede Veränderung, jedes Ende auch ein Anfang sein kann. So sehen wir tatsächlich immer wieder Patienten, die aus der Diagnose einer chronischen Erkrankung, aus der Diagnose einer rheumatoiden Arthritis, positive Veränderungen und Perspektiven entwickeln können. So mancher findet nach dem ersten Schock der Diagnose nicht nur zurück in die Normalität, er entdeckt für sich eine neue Normalität, einen neuen Alltag. Und das muss keinesfalls bedeuten, dass dieser Alltag schlechter ist. Im Gegenteil: Für einige unserer Patienten ist er bewusster, zufriedener, reicher und geprägt von mehr Gelassenheit. Machen Sie es wie diese Patienten! Nutzen Sie den Einschnitt, den die Diagnose bedeutet, und verändern Sie die Dinge, die in Ihrem gesunden Leben vielleicht nicht optimal waren. Das muss kein oder zumindest nicht viel Geld kosten. Es erfordert lediglich Zeit und den Mut, verkrustete Strukturen aufzubrechen.

Wir haben einige Ideen und Anregungen, die wir zum Teil von unseren Patienten erfahren haben, zusammengestellt. Herausgekommen ist ein exemplarischer Rheuma-Monat. Natürlich ist er nicht als starre Anleitung gemeint, sondern soll Ihnen lediglich

> **!**
>
> Sie können aus der Diagnose auch positive Veränderungen und Perspektiven entwickeln.

vor Augen führen, was gut für Sie ist und was Sie neben der klassischen Therapie und den Maßnahmen für gesunden Schlaf und eine gesunde Ernährung noch für sich tun können. Die Verteilung auf einen Monat ist entstanden, weil wir wissen, wie schnell man in seinen alten Trott zurückfällt. Es dauert erfahrungsgemäß sehr lange, bis alte Routinen durch neue ersetzt sind. Wenn Sie das Gefühl haben, Ihre Maßnahmen für einen neuen, besseren Umgang mit sich selbst gehen Ihnen Stück für Stück wieder verloren, werfen Sie einfach einen Blick auf den Rheuma-Monat. Dann wissen Sie sofort, was schon wieder unter den Tisch gefallen ist und wo Sie am besten erneut ansetzen können.

1. Woche
Das Glanzlicht: Verabreden Sie sich mit einer Freundin oder einem Freund zum Frühstücken oder, wenn der Nachmittag besser passt, zum Kaffeetrinken. Gerade wenn Sie außer Haus sind, können Sie richtig entspannen. Sie brauchen nichts zu leisten, sondern dürfen sich rundum bedienen lassen. Das muss nicht teuer sein. Viele Bäcker bieten ein kleines Frühstück oder ein Stück Kuchen mit einem Heißgetränk zu zivilen Preisen an.

Sport: Ein bisschen Bewegung gehört dazu. Zweimal pro Woche sollten es je 20 bis 30 Minuten sein. Wie wäre es in der ersten Woche mit einem Spaziergang? Nehmen Sie die Natur bewusst wahr. Gibt es erste Knospen? Stehen Bäume und Sträucher in voller Blüte oder färben sich die ersten Blätter schon wieder rot?

2. Woche
Das Glanzlicht: Zugegeben: Im Fernsehen laufen jeden Abend Filme. Zur Not gibt es DVDs. Trotzdem empfehlen wir, mal wieder ins Kino zu gehen. Dort sehen Sie die Komödie, den Krimi oder worauf auch immer Sie Lust haben, ohne Unterbrechung. Es gibt keine Werbung zwischendurch und es klingelt nicht an der Tür, auch das Telefon bleibt stumm. In einem dunklen Kinosaal

nimmt ein Film einen mehr mit als im heimischen Wohnzimmer. Außerdem können Sie die Gelegenheit nutzen, um hinterher noch in einer netten Bar oder Kneipe etwas zu trinken und über das Gesehene zu sprechen.

Sport: Falls Sie Zugang zu einem Fahrradergometer haben, könnte das Ihr Training für die zweite Woche sein. Alternativ bietet sich Nordic Walking an. Das schont die Gelenke im Gegensatz zum Joggen, trainiert aber viel mehr Muskeln. Wenn Sie keine Stöcke haben, können Sie therapeutisch gehen. Dazu einfach stramm spazieren, die Handflächen strecken, die Daumen möglichst weit nach außen drehen, und die Arme gegengleich zu den Beinen einsetzen, also den rechten Arm nach hinten, wenn das rechte Bein einen Schritt vor macht und umgekehrt.

3. Woche

Das Glanzlicht: Sie haben eine richtig gute Woche mit nur unerheblichen oder vielleicht gar keinen Symptomen? Sie fühlen sich rundum pudelwohl? Lassen Sie Ihren Partner oder Ihre Partnerin oder am besten die ganze Familie oder enge Freunde teilhaben. Die Erkrankung betrifft nicht nur den Rheumatiker allein. Umso wichtiger ist es, dass die Menschen im nahen Umfeld die Chance bekommen, sich mit Ihnen zu freuen. Bringen Sie eventuell ein Blümchen mit, decken Sie den Frühstücks- oder Abendbrottisch besonders liebevoll oder nehmen Sie sich die Zeit für einen gemütlichen Spiele-Abend.

Sport: Die Sport-Idee für diese Woche verbindet Bewegung mit Kultur. Besuchen Sie doch mal eine Ausstellung oder möglicherweise eine Messe. Sie werden feststellen, dass Sie dabei einige Meter zurücklegen. Gleichzeitig bekommt Ihre Seele Nahrung, denn Sie werden Dinge sehen, die Sie interessieren oder noch nicht kennen, und neue Impulse erhalten.

4. Woche

Das Glanzlicht: Es wird auch mal Wochen geben, in denen es Ihnen nicht so gut geht. Dann ist es für Ihre Mitmenschen vermutlich besonders schwer, alles richtig zu machen. Wollen Sie ein wenig Mitleid, ein aufmunterndes Schulterklopfen, oder werden Sie lieber in Ruhe gelassen? Helfen Sie sich und Ihren Liebsten, indem Sie sagen, was Sie gerade brauchen. Das kann von einem Schub zum anderen möglicherweise etwas anderes sein. Setzen Sie sich in Ruhe zusammen, trinken Sie ein Glas Wein, wenn Sie Appetit darauf haben, oder einen Tee. Sagen Sie, welche Beschwerden Sie gerade belasten, worüber Sie sich Sorgen machen, was Sie sich wünschen. Und hören Sie auch zu, was Ihre Familie auf dem Herzen hat. Sie werden sich hinterher alle besser und entspannter fühlen.

Sport: Gehen Sie doch mal wieder schwimmen. Vielleicht wird auch irgendwo in Ihrer Nähe Wassergymnastik angeboten. Im Wasser sind alle Gelenke entlastet. Es wird Ihnen leichtfallen, sich zu bewegen.

Weitere Ideen

Andere Vorschläge, mit denen Sie die Rheuma-Wochen-Glanzlichter variieren können:

- Gemeinsam kochen und natürlich essen macht Spaß. Passionierte Fleischliebhaber trauen sich vielleicht mal an vegetarische Rezepte heran. Gründen Sie doch am besten mit guten Freunden einen Koch-Club, der sich beispielsweise jeden ersten Freitag im Monat trifft. So haben Sie einen festen Termin, und es bleibt nicht bei einem einmaligen Vergnügen.
- Haben Sie einen Hund? Oder gibt es in Ihrer Nachbarschaft einen sympathischen Halter mit einem ebensolchen Vierbeiner? Verabreden Sie sich zu gemeinsamen Spaziergängen. Es muss ja nicht jeden Tag sein, denn Sie wollen sich zeitlich vielleicht nicht allzu sehr festlegen. Aber zweimal die Woche

zusammen eine Runde zu drehen macht mehr Freude als allein. Wer keinen eigenen Hund hat, hat vielleicht Gelegenheit, einen Halter zu begleiten, und kommt so regelmäßig an die frische Luft.

- Wie sieht es mit einem Hobby aus? Hatten Sie früher einmal eins? Es bereichert ungemein, sich mit etwas zu beschäftigen, was einem Spaß macht. Ganz ohne Leistungsdruck. Gerade erst hatten wir eine Patientin mit einer schweren rheumatoiden Arthritis, die mit ihren über 80 Jahren ganz erheblich beeinträchtigt ist und jetzt auch noch ihren Ehemann verloren hat. Ihre Kinder haben ihr altes Musikinstrument, eine Zither, wieder spielbereit gemacht. Diese Frau hätte nie gedacht, dass sie noch in der Lage sein würde, jemals wieder darauf zu musizieren. Doch genau das hat sie geschafft, und sie erzählte uns mit strahlenden Augen davon. Ganz gleich, ob Sie gern malen, stricken oder Modelleisenbahnen bauen, tun Sie es! Am besten mindestens einmal pro Woche wenigstens eine Stunde lang.

- Sehen Sie sich etwas in Ihrer Stadt oder in der nächstgelegenen Stadt an. Gehen Sie einmal wie ein Tourist mit offenen Augen durch einen Ort, der Ihnen eigentlich vertraut ist. Sie werden staunen, welche neuen Perspektiven das eröffnet. Und Sie werden sich fühlen, als wären Sie kurz im Urlaub.

- Schwelgen Sie doch mal in Erinnerungen. Holen Sie Fotoalben hervor und stöbern darin. Oder erstellen Sie überhaupt erst Fotobücher von Reisen, runden Geburtstagen oder anderen schönen Ereignissen. Denken Sie nicht wehmütig daran, dass Sie damals möglicherweise noch kein Rheuma hatten. Erfreuen Sie sich einfach an den guten Erinnerungen, und denken Sie auch mal daran, wie Sie Ihre Zeit damals vielleicht manchmal verschwendet haben, weil Sie zu sehr mit Pflichterfüllungen beschäftigt waren.

Gesundheit ist nicht selbstverständlich, wenn es vielen – gerade in jungen Jahren – auch so erscheinen mag. Nehmen Sie Ihre Erkrankung zum Anlass, die guten Phasen, von denen es wahrscheinlich mehr geben wird als von den schlechten, bewusst zu genießen. Fragen Sie sich, ob wirklich jetzt die Bügelwäsche erledigt oder der Rasen gemäht werden muss, obwohl die Sonne dazu einlädt, sich mit einem guten Buch auf die Terrasse zu setzen. Geben Sie jeder Woche ein Glanzlicht, auf das Sie sich freuen können. Planen Sie mindestens zwei Bewegungseinheiten fest ein. Die Kunst ist, an Ihren Zeiten, die gut für Sie sind, festzuhalten, ohne sich selbst mit einem allzu starren Korsett einzuengen.

> **!**
> Geben Sie jeder Woche ein Glanzlicht, auf das Sie sich freuen können.

Lassen Sie das Grundgerüst zur Routine werden, die Sie gegen den Alltagstrott verteidigen. Füllen Sie die einzelnen Punkte aber gegebenenfalls spontan je nach Befinden. Sie werden merken, dass Ihnen immer mehr schöne Dinge einfallen und dass Sie sich mehr Zeit nehmen können, als Sie wahrscheinlich dachten. So gelingt es Ihnen, hin und wieder Abstand zu den negativen Emotionen zu gewinnen, die eine chronische Erkrankung mit sich bringen kann. Abstand vom Rheuma zu gewinnen, kann kein Medikament erreichen, aber Sie schaffen das!

Der kleine Unterschied

In diesem Kapitel geht es darum, den Alltag zu meistern. Dabei gibt es *den* Alltag doch gar nicht. Jedenfalls kann er sich sehr unterschiedlich gestalten. Während der eine jeden Morgen ganz früh auf den Beinen ist und bis in den späten Abend arbeitet, hat der andere viel Zeit für sich und nur wenige Verpflichtungen. Viele Aspekte spielen eine Rolle, wenn es darum geht, wie der Alltag aussieht. Und wie man mit ihm umgeht.

Das Geschlecht ist einer dieser Aspekte. Gut möglich, dass Sie schon mal etwas von gender (engl. „soziales Geschlecht") medicine gehört haben. Dahinter verbirgt sich der Ansatz, Frauen und Männer in der Medizin mit anderen Augen zu betrachten. Ungefähr seit den 1980er-Jahren setzt sich der Gedanke immer mehr durch, dass das Geschlecht nicht nur einen Unterschied dabei macht, für welche Erkrankung man eher ein Risiko in sich trägt. Es geht um viel mehr. So ist beispielsweise der Hormonhaushalt naturgemäß ganz unterschiedlich. Das kann Einfluss auf die Wirkung von Medikamenten haben. Patientinnen erleben Krankheit ganz anders als Patienten. Sie nehmen Schmerz anders wahr und haben eine andere Einstellung zum Kranksein. Bedenken Sie, dass es Frauen traditionell eher zufällt, zu pflegen und sich um die Gesundheit der Familie zu kümmern. Männer dagegen sind oft noch immer in der Rolle des starken Geschlechts verhaftet und können nur schwer akzeptieren, wenn eine Erkrankung einen Wechsel im Lebenswandel oder gar das Annehmen von Hilfe von ihnen verlangt. Es war also höchste Zeit, dass Anfang des 21. Jahrhunderts an der Berliner Charité das Institut für Geschlechterforschung in der Medizin gegründet wurde.

Für Sie interessant ist die Frage, was Frauen von Männern lernen können und umgekehrt. Sie wissen bereits, dass einige rheumatische Erkrankungen eher Frauen, andere eher Männer betreffen. Können die Geschlechter im Umgang damit tatsächlich etwas lernen? Empfindet und verarbeitet nicht jeder Patient seine Beschwerden ganz individuell, unabhängig davon, ob er ein Mann oder eine Frau ist? Es liegt uns fern, Klischees zu bemühen, aber wir haben in unserer Praxis Unterschiede festgestellt und sind davon überzeugt, dass die Geschlechter voneinander lernen können. Zumindest lohnt es sich, einmal den Blickwinkel des anderen zu übernehmen, und dann zu überprüfen, was für einen selbst das Beste ist.

> **!**
>
> Interessant ist die Frage, was Frauen von Männern lernen können und umgekehrt.

Frauen

Da mehr Frauen unter rheumatoider Arthritis leiden als Männer, beginnen wir mit den Damen. Eine wertvolle Lektion für sie lautet: Mehr an sich denken! Kein Mensch ist für alles allein zuständig und verantwortlich. Kein Klischee, sondern weit verbreitet ist die Situation, neben Ehefrau und Mutter auch noch berufstätig zu sein und obendrein womöglich Angehörige zu pflegen. Haushalt, Beruf, Erziehung und Pflegerin? Das ist ein bisschen viel. Da erscheint es geradezu unmöglich, eine Auszeit zu nehmen, um zur Kur oder zur Reha zu gehen. Geht nicht? Geht doch! Stellen Sie sich vor, Sie hätten einen Unfall. Dann müssten Sie auch in allen Belangen irgendwie ersetzt werden.

Für Frauen, die sich ständig überfordern, die nicht Nein sagen können, Aufgaben sogar eher an sich reißen, die immer perfekt sein wollen – frisch frisiert, sportlich fit, sexuell attraktiv, erfolgreich und überall beliebt – kann die Diagnose einer chronischen Erkrankung auch eine Chance sein. Das klingt vielleicht zunächst verstörend, stimmt aber. Es ist ein Anlass und eine Gelegenheit, sich besser abzugrenzen. Schaffen Sie sich Freiräume, die nur für Sie bestimmt sind. Und lernen Sie, klar und bestimmt zwei Aussagen zu treffen: „Nein!" Und: „Ich will …!" Diesbezüglich haben Männer Frauen etwas voraus.

> !
>
> **Für Frauen gilt:** Schaffen Sie sich Freiräume, die nur für Sie bestimmt sind.

Männer

Und hier nun die Lektion für die Herren. Männer können von Frauen lernen, dass es nicht albern, sondern sehr sinnvoll ist, auf sich selbst, auf Körper und Geist, achtzugeben. Ignorieren Sie Beschwerden nicht. Lösen Sie sich von „Ein Indianer kennt keinen Schmerz"-Parolen. Gestehen Sie sich ein, dass Sie gesundheitliche Probleme haben, stehen Sie auch zu den Sorgen und Ängsten, die das möglicherweise in Ihnen auslöst. Darüber mit vertrauten Menschen zu sprechen, kann sehr helfen, mit der Erkrankung und ihren Folgen besser umzugehen. Sich zu öffnen und Hilfe zuzulassen, ist für Männer oft ein schwieriger Lernprozess. Aber er lohnt sich. Schöner Nebeneffekt: Die Menschen in Ihrem Umfeld wissen, woran sie sind, und verstehen besser, warum Sie vielleicht bei einer Aktivität nicht mitmachen möchten oder wa-

> !
>
> **Für Männer gilt:** Lösen Sie sich von „Ein Indianer kennt keinen Schmerz"-Parolen.

rum Sie manchmal in sich gekehrt sind oder was Sie bedrückt. Das macht das Miteinander spürbar einfacher.

Reisen mit Rheuma

Reisen bildet und macht Freude. Menschen, die unter einer chronischen Erkrankung leiden, haben ohnehin schon ein Päckchen zu tragen, wenn auch ein durch eine gut eingestellte Therapie möglichst kleines. Ablenkung, neue Eindrücke, Erholung, die Möglichkeit, neue Kraft zu tanken – all das kann eine Urlaubsreise bieten. Unsere Erfahrung der letzten Jahre zeigt, dass unsere Patienten davon nicht ausgeschlossen sind. Im Gegenteil: Wir durften erleben, dass Rheumatiker nach ihrem Ruhestand erst einmal ein halbes Jahr um die Welt gereist sind. Es ist heutzutage leicht möglich, seine Medikamente von einem Kollegen in Australien oder auf einem Kreuzfahrtschiff verabreicht zu bekommen. Unsere Ermunterung lautet darum: Wenn Sie sich fit fühlen und Lust auf ferne Länder haben, packen Sie die Koffer! Aber besuchen Sie vorher noch einmal Ihren Rheumatologen, um sich optimal auf den bevorstehenden Urlaub vorzubereiten.

Medikamente reisen mit

* Eine Liste der von Ihnen benötigten Medikamente, am besten der Wirkstoffe statt der Handelsnamen, mit dem Grund für die Einnahme gehört in die Reiseapotheke.
* Bei Biologika ist darauf zu achten, dass die Kühlkette niemals unterbrochen wird. Das heißt, sie dürfen nicht wärmer als bei 8 °C aufbewahrt und transportiert werden. In der Apotheke gibt es spezielle Kühltaschen. Da die Kühlakkus dafür mehr als 100 ml Flüssigkeit enthalten, am besten vorher beim Flughafen anrufen. Im Flugzeug können Sie das Bordpersonal bitten, die Medizin zu kühlen. Bei der Hotelbuchung auf die Existenz einer Minibar achten. Am besten legen Sie das Sprit-

zenintervall so, dass Sie erst gar keine Medikamente mitführen müssen.

- Einige Medikamente lassen sich vorübergehend auf Infusionen umstellen, andere auf Tabletten. Lassen Sie sich von Ihrem Rheumatologen beraten.
- Wenn Sie mit dem Flugzeug unterwegs sind, packen Sie sämtliche Medikamente ins Handgepäck.
- Informieren Sie sich zeitig vor Reiseantritt bei Ihrer Fluggesellschaft über bestehende Regeln. Spritzen müssen zum Teil beim Bordpersonal abgegeben werden, einige Schmerzmittel benötigen für die Einfuhr ins Ausland eine Bescheinigung von Ihrem Arzt.

!

Stabile Klimaverhältnisse ohne Extreme machen weniger Beschwerden als stark wechselnde Wetterverhältnisse.

Grundsätzlich steht Ihnen die ganze Welt offen. Es gibt allerdings Ziele, die besser, und andere, die weniger geeignet sind. Als Faustregel können Sie sich merken, dass stabile Klimaverhältnisse ohne Extreme weniger Beschwerden machen als stark wechselnde Wetterverhältnisse, große Hitze oder Kälte. Genießen Sie lieber eine sonnig-milde Region mit klarer Luft und sanften Winden als tropisch-feuchte Hitze oder Kälte, womöglich noch in Kombination mit häufigem Nebel. Sie möchten aber unbedingt in die Tropen oder an den Nordatlantik? Wenn es Ihr Traum ist, sollten Sie sich von Ihrem Rheumatologen beraten lassen. Verboten sind auch diese Ziele natürlich nicht, allerdings sollten Sie sich über die medizinische Infrastruktur vor Ort informieren: Eine Grundversorgung sollte gewährleistet sein.

Das passende Reiseziel
Sprechen Sie mit Ihrem Arzt auch über Ihr Reiseziel. Länder bzw. Regionen, in denen beispielsweise Tuberkulose stark verbreitet ist, sind sicher nicht ideal. Auch Gelbfieber-Gebiete sollten besser ausgeklammert werden, da es gegen diese Erkrankung nur einen Lebendimpfstoff gibt, der für Rheumatiker aber nicht in Frage kommt.

Zum Schluss noch ein paar allgemeine Tipps: Da Patienten mit rheumatischen Erkrankungen, speziell solche mit rheumatoider Arthritis, immer das Risiko haben, kurz vor Abreise oder gar am Urlaubsort einen Schub zu erleiden, sollten Sie sich gründlich über Versicherungen informieren. Es gibt verschiedene Modelle, die die Kosten abfangen, wenn eine Reise kurzfristig nicht angetreten oder abgebrochen werden muss. Außerdem gibt es Versicherungen, die für medizinische Behandlungen fern der Heimat aufkommen. Am besten ist es, Sie besprechen im Voraus mit Ihrem Arzt, was bei einem Schub oder einem Infekt zu tun ist. Klären Sie mit ihm, ob Sie Cortison für einen Schub bzw. ein Antibiotikum gegen einen Infekt mitnehmen sollen.

Reisen Sie, wenn es endlich losgeht, mit leichtem Gepäck. Rollkoffer sind deutlich bequemer als Exemplare, die Sie schleppen müssen. Verzichten Sie auf überflüssigen Ballast und nehmen Sie lieber einen kleinen Rucksack mit als eine große Hand- oder Schultertasche. Überhaupt dürfen Sie gerne auf Bequemlichkeit achten. Wenn Sie viele Kilometer zurückzulegen haben, ist die Bahn angenehmer als ein Reisebus, in dem man sich nicht so gut die Beine vertreten kann. Wer mit dem Auto unterwegs ist, plant am besten viele Pausen und eine oder mehrere Zwischenübernachtungen ein, um immer wieder die Körperhaltung verändern zu können und sich auszuruhen.

!

Verzichten Sie auf überflüssigen Ballast und nehmen Sie lieber einen kleinen Rucksack mit als eine große Hand- oder Schultertasche.

Bewegung

Eines vorweg: Es ist klar und absolut verständlich, dass ein Mensch, der unter Schmerzen im Bereich des Bewegungsapparates leidet, keine große Lust auf Sport verspüren wird. Trotzdem: Bewegung ist ein wichtiger Bestandteil des Alltags. Rheumatiker brauchen Bewegung. Ein Marathon muss es nicht gerade sein, aber wie wäre es mit Bewegungstherapie? Laut einer Studie aus dem Jahr 2012 hat bedauerlicherweise ein Viertel der befragten Patienten mehrerer rheumatologischer Schwerpunktpraxen noch nie an einer solchen ambulanten Therapie teilgenommen. Und das, obwohl die Teilnehmer der Studie durchschnittlich bereits seit 13 Jahren unter rheumatoider Arthritis litten. Die Studie kam zu dem Ergebnis, dass die Betroffenen sich seit der Diagnose tendenziell eher weniger bewegten als zuvor. Das ist nicht gut. Zwar gibt es leider keinen Hinweis darauf, dass das Risiko, an RA zu erkranken, bei denen niedriger ist, die sich möglichst viel auf dem Sportplatz oder im Fitness-Studio tummeln, dennoch ist klar: Maßvolle Bewegung ist „Futter" für die Gelenke.

Wie im ersten Kapitel bereits erklärt wurde, kann die Flüssigkeit, die Gelenke und Knorpel mit Nährstoffen versorgt, nur durch Bewegung ihre Aufgabe erfüllen. Sie muss gewissermaßen eingearbeitet werden. Bewegung ist der Faktor, der die Knorpelnahrung an ihr Ziel bringt. Schonung kann deshalb auf keinen Fall Bewegungslosigkeit bedeuten, Schonung heißt nur, dass sanfte körperliche Tätigkeiten gefragt sind.

Daraus folgt, dass Bewegungslosigkeit unser Knochengerüst mit allem, was dazu gehört, verhungern lässt. Und nicht nur das. Sehnen verkürzen, wenn sie in immer gleicher Haltung ausharren, Muskeln verkümmern. Brüchige Knochen, eine geschwächte Muskulatur und versteifte Gelenke können die Folge sein. Geschwächte und verkümmerte Muskeln können die Wirbelsäule und das übrige Skelett nicht mehr ausreichend stützen und stabilisieren. Es treten Fehlhaltungen auf. Das alltägliche Gehen,

!

Schonung darf auf keinen Fall Bewegungslosigkeit bedeuten.

Treppensteigen und Erledigen einfacher Tätigkeiten reicht leider nicht, um das zu verhindern.

Der Mensch ist dazu gemacht, jeden Tag viele Kilometer zu laufen, um sich Nahrung zu beschaffen. Er ist für ein bewegtes Leben konstruiert. Tatsache ist jedoch, dass 80 Prozent der Mitteleuropäer einer sitzenden Tätigkeit nachgehen. Das heißt, Bewegung muss in der Freizeit bewusst stattfinden. Neben der direkten Auswirkung von Sport auf den Bewegungsapparat kommen auch sekundäre Aspekte zum Tragen. So begünstigt Bewegungsmangel beispielsweise Übergewicht, was gerade Rheumatiker nicht gebrauchen können.

Das tut Bewegung für Sie:

- Der Kreislauf wird stabiler. Das Herz wird auf sanfte Weise trainiert und gestärkt. Es kommt mit weniger Sauerstoff aus und schlägt darum langsamer. Das senkt den Blutdruck und den Puls.

- Übergewicht wird bei entsprechender Ernährung abgebaut. Die regelmäßige körperliche Betätigung schützt davor, dass neues Übergewicht entsteht.

- Blutfette sinken und damit das Risiko für Arteriosklerose.

- Das Immunsystem wird gestärkt. Vor allem wer zu jeder Jahreszeit an der frischen Luft trainiert wird bemerken, dass er deutlich weniger an Erkältungen erkrankt. Forscher gehen davon aus, dass die Körperabwehr durch Sport auch mit ernsthafteren Angreifern besser fertig wird. Selbst Krebszellen sollen leichter besiegt werden.

- Das Sprichwort behauptet: „In einem gesunden Körper steckt auch ein gesunder Geist." Tatsächlich hat man festgestellt, dass Personen mit der Neigung zu Depressionen gut auf regelmäßige Bewegung ansprechen. Stress und Aggressionen werden abgebaut.

!

Hören Sie darum auf Ihren Körper und gehen Sie nicht über Ihre Schmerzgrenze hinaus.

Wie eingangs erwähnt, sind für Patienten mit rheumatischer Erkrankung sanfte Formen günstig. Sprechen Sie auch mit Ihrem Arzt, um versteckte Herzprobleme oder ähnlich gravierende Beschwerden auszuschließen, falls Sie sehr lange nichts Sportliches mehr getan haben. Vor dem Training moderates Aufwärmen nicht vergessen. Das beugt Verletzungen vor. Übrigens: Sport soll nicht wehtun. Hören Sie darum auf Ihren Körper und gehen Sie nicht über Ihre Schmerzgrenze hinaus. Es versteht sich von selbst, dass Sie während akuter Schübe auf das Training verzichten sollten.

Die geeignete Sportart

Die vielleicht wichtigste Regel beim Sport lautet: Er soll Spaß machen! Fehlt er, wird die körperliche Betätigung zur Belastung und vermutlich irgendwann „vergessen". Freude kommt bei der Gymnastik mit anderen Betroffenen bei der Rheuma-Liga nicht zu kurz. Und hier werden Gelenke gezielt aufgebaut. Wählen Sie zusätzlich aus folgenden für Rheumatiker besonders geeigneten Beispielen aus, worauf Sie Lust haben: Schwimmen, Radfahren, Wandern oder Nordic Walking fördern die Ausdauer. Tai Chi oder Muskelentspannung nach Jacobson sind hilfreich bei der Schmerzbewältigung.

Patient und Rheumatologe – ein starkes Team

Die Redewendung „Gemeinsam sind wir stark" enthält viel Wahres. In eine gute Beziehung bringt jeder seine Stärken ein und gleicht die Schwächen des Partners aus. Im beruflichen Bereich ist ein Projekt am besten zu stemmen, wenn einer sein Organisationstalent einbringt, der nächste kreative Lösungen findet, und ein dritter so richtig anpacken kann. In der Rheumatherapie ist das im Grunde nicht anders. Sie sind betroffen. Sie wissen ganz genau, wann welche Beschwerden am größten sind, kennen Ihren Körper und Ihre Seele. Der Rheumatologe bringt fachliches Wissen und im besten Fall eine große Portion Einfühlungsvermögen mit. In der Regel entwickelt sich zwischen Ihnen beiden eine vertrauensvolle Partnerschaft, denn ein Mensch mit einer chronischen Erkrankung wird über viele Jahre von seinem Arzt begleitet.

Das Vertrauen sollte übrigens unbedingt gegenseitig bestehen. Nicht nur Sie müssen sich darauf verlassen können, dass die Informationen Ihres Rheumatologen richtig sind und er die passenden Medikamente für Sie auswählt. Auch er muss sicher sein können, dass Ihre Angaben stimmen und Sie sich ihm anvertrauen. Seelische Beeinträchtigungen wirken sich unmittelbar auf die Erkrankung aus. Umgekehrt haben wir noch nie einen frisch verliebten Patienten erlebt, der gleichzeitig von einem heftigen Rheumaschub berichtet hat. Für Ihren Arzt ist es nicht nur wichtig zu wissen, ob Ihre Gelenkschmerzen schlimmer geworden sind. Ebenso interessant, damit er für Sie das Beste tun kann, sind Informationen über Ihr Umfeld und Ihr seelisches Befinden. Es wurde bereits gesagt, dass negativer Stress sich negativ auf eine rheumatische Erkrankung auswirkt. Wenn Sie also gerade von der Sorge getrieben werden, ob Ihr Sohn oder Ihre Tochter einen Ausbildungsplatz findet, kann das durchaus zu vermehrten Symptomen führen.

Sie sehen, es ist wichtig, offen und partnerschaftlich mit dem Rheumatologen zu agieren. Das heißt natürlich nicht, dass er für sämtliche Probleme zuständig ist. Aber: Es ist immer gut, wenn er Ihre Schmerzen oder eine plötzliche extreme Verbesserung richtig einordnen kann. Außerdem kann er Ihnen bei Bedarf einen kompetenten Kollegen vermitteln.

> **!**
>
> In der Regel entwickelt sich zwischen Ihnen und Ihrem Rheumatologen eine vertrauensvolle Partnerschaft.

Compliance, Adhärenz und Shared Decision-Making

Die medizinische Forschung ist inzwischen international. Dadurch ändern sich so manche Bezeichnungen, und es werden immer mehr englische Begriffe gebräuchlich. Ein näherer Blick darauf lohnt sich. Betrachten Sie beispielsweise „Compliance". Dahinter verbirgt sich das deutsche Wort „Folgsamkeit". In Bezug auf die Beziehung zwischen Arzt und Patient charakterisiert Compliance die Beziehung, die vor Jahren noch an der Tagesordnung war: Der Arzt ist die Autorität mit dem Fachwissen und dem Patienten auf seinem Gebiet überlegen. Darum hatte der Patient Anweisungen zu befolgen. Das ist heute anders. Heute ist man eher um Shared Decision-Making (SDM), auch partizipative Entscheidungsfindung (PEF) genannt, bemüht. Das bedeutet, dass Mediziner und Betroffener sich, wie eben beschrieben, partnerschaftlich gegenseitig informieren. Über Möglichkeiten, Risiken und Konsequenzen einerseits und über Lebensumstände, Sorgen und natürlich Beschwerden andererseits. Vor- und Nachteile werden sorgfältig besprochen, bis gemeinsam ein Therapieziel festgelegt werden kann. Arzt und Patient sollten hierbei vertrauensvoll und partnerschaftlich agieren.

Adhärenz (engl. adhere = festhalten an) schließlich löst die Compliance ab. Dahinter steckt der Gedanke, dass alle Beteiligten, also neben dem Erkrankten auch der Arzt und das gesamte medizinische Fachpersonal, an dem gemeinsam gesteckten Therapieziel festhalten wollen. Gemeinsam sind sie für dessen Einhaltung verantwortlich. Klingt selbstverständlich? Ist es aber längst nicht. Nur zwei Beispiele: Ein Patient soll täglich Krankengymnastikübungen absolvieren und sagt nicht, dass er das zeitlich niemals leisten kann. Ein anderer Rheumatiker ist unzureichend über die Wirkweise seiner Basistherapeutika aufgeklärt und geht davon aus, dass er sie ruhig absetzen kann, wenn er keine Beschwerden hat.

Vertrauen und Offenheit

Betrachten Sie Ihren Arzt nicht als Ihren Gegner, sondern unbedingt als Ihren Partner. Geben Sie ihm alle Informationen, die er braucht. Scheuen Sie sich andererseits nicht, ihn immer wieder zu fragen, wenn Sie etwas nicht verstehen oder wenn sich bei Ihnen Fragen ergeben. Sprechen Sie auch Ihre Ängste und Wünsche an. Was Sie Ihrem Arzt nicht berichten, kann er nicht über Sie wissen. Und unausgesprochene Wünsche können nicht erfüllt, unerwähnte Ängste und Bedenken nicht ausgeräumt werden.

In einer Partnerschaft hält man sich an Absprachen. Tun Sie das auch. Bedenken Sie, dass nur einer wirklich gewinnen oder verlieren kann – und das sind Sie.

Es ist tatsächlich so: Je mehr ein Patient über seine Erkrankung weiß, desto besser versteht er, weshalb welche therapeutischen Mittel eingesetzt werden und was sie bewirken, und desto eher wird er sich langfristig konsequent an die festgelegte Therapie halten. Noch einmal zum Stichwort Adhärenz: Sie können es auch gern Therapietreue nennen, ein extrem bedeutender Baustein. Bedenken Sie: Das Ziel der Rheumatherapie ist heutzutage die Remission, also das Ausbleiben jeglicher Symptome. Durch frühe Diagnosen und folglich auch eine früh einsetzende Therapie kann dieses Ziel in immer mehr Fällen erreicht werden. Da liegt es nahe, dass Betroffene sich und natürlich auch den Arzt fragen, ob sie nicht auf Medikamente verzichten können. Der Gedanke drängt sich ja förmlich auf: „Es geht mir doch gut. Warum soll ich denn trotzdem lebenslang Tabletten schlucken?"

Lassen Sie sich nicht täuschen. Genau dies ist unter Studienbedingungen probiert worden. Patienten mit rheumatoider Arthritis haben ihre Medikamente kontrolliert zunächst reduziert und dann komplett weggelassen. Das Ergebnis: Mindestens die Hälfte von ihnen hat nach einem Jahr wieder Rheumamittel genommen.

!

Beim Shared Decision-Making informieren sich Arzt und Patient partnerschaftlich gegenseitig.

Nun denken Sie vielleicht: „Aha, knapp die Hälfte kam aber weiter ohne Arzneien aus!" Stimmt schon, unsere Erfahrung zeigt aber, dass es tatsächlich Bedingungen gibt, unter denen eine Therapiereduktion oder gar eine Therapiepause funktionieren kann. Genauso kennen wir aber auch Situationen, die dagegensprechen.

Nutzen Sie die Erfahrungen Ihres Arztes. Verringern Sie nicht einfach eine Dosis oder setzen ein Präparat ab, ohne Rücksprache zu halten. Vielleicht würde das zu einem anderen Zeitpunkt wunderbar funktionieren, nur in Ihrer derzeitigen Situation gerade nicht. Das können Sie sich unter Umständen ersparen, wenn Sie das Wann und Wie mit Ihrem Rheumatologen besprechen. Natürlich muss dieser Sie im Gegenzug über sämtliche Nebenwirkungen und neuen Entwicklungen informieren. Nur dann werden Sie ihm vertrauen und seinen Empfehlungen folgen.

> **!**
>
> Nutzen Sie die Erfahrungen Ihres Arztes. Verringern Sie nicht einfach eine Dosis oder setzen ein Präparat ab, ohne Rücksprache zu halten.

Wie bereite ich mich auf den Arztbesuch vor?

„Sprechen Sie mit Ihrem Arzt. Fragen Sie ihn so lange, bis Sie alles wissen und auch wirklich verstanden haben. Und erzählen Sie ihm alles über Ihre Lebenssituation und Ihre Krankengeschichte, damit auch er weiß und versteht." Das haben Sie nun schon mehrfach gelesen. Schön und gut. Nur ist es in der Praxis leider so, dass der Arzt sich zwar Zeit für Sie nehmen will und wird, ein gemütliches Plauderstündchen wird allerdings nicht möglich sein. Bei allem Vertrauen und trotz einer guten Partnerschaft kommt hinzu, dass Sie vielleicht ein wenig nervös sind oder abgelenkt von vielen neuen Informationen und Ihnen darum prompt entfällt, was Sie alles auf dem Herzen haben. Je besser Sie vorbereitet sind, desto geringer ist das Risiko, die Hälfte zu vergessen. Und desto mehr können Sie für sich aus jedem Arztbesuch holen. Scheuen Sie sich nicht, sich einen Zettel zu machen, den Sie im Behandlungszimmer aus der Tasche ziehen. Genauso sollten Sie es als völlig normal betrachten, sich während des Termins Notizen zu machen.

Auf den folgenden zwei Seiten finden Sie eine Checkliste, die Sie sich kopieren können, so oft Sie mögen. So können Sie bei jedem Besuch sämtliche Punkte abhaken und haben Ihre wichtigsten Notizen strukturiert zur Hand.

Meine Vorbereitung auf den Arztbesuch

Vor dem Arztbesuch

Stellen Sie zusammen, was Sie zum Besuch beim Rheumatologen mitnehmen wollen bzw. sollten.

- Die Gesundheitskarte Ihrer Krankenkasse
- Name und Praxisanschrift Ihres Hausarztes
- Aktuelle Röntgenaufnahmen betroffener Körperpartien, sofern vorhanden
- Die Liste aller Medikamente, die Sie derzeit einnehmen. Dazu gehören auch frei verkäufliche Präparate, die Sie sich möglicherweise im Drogeriemarkt holen.
- Falls Sie im Vorweg einen Fragebogen ausgehändigt bekommen haben, sollte dieser vollständig ausgefüllt mitgebracht werden.
- Schreibzeug
- Eventuell bitten Sie ein Familienmitglied oder einen Freund, Sie zu begleiten, wenn Sie das Gefühl haben, es hilft Ihnen.
- Eine Liste mit den wichtigsten Fragen und Anliegen, die Sie unbedingt besprochen haben wollen. Hier Anregungen:

- *Wie lautet meine Diagnose?*
- *Was bedeutet das für mich?*
- *Welche Behandlungsmöglichkeiten gibt es für mich?*
- *Warum schlagen Sie speziell dieses Medikament/diese Therapie für mich vor? Wie lange muss ich es einnehmen?*
- *Wie lange wird es dauern, bis ich eine Verbesserung meiner Symptome oder meines Gesamtzustands feststellen kann?*
- *Wie oft und in welchen Abständen sollte ich zu Untersuchungen kommen?* ▶▶

- *An wen wende ich mich bzw. was tue ich, wenn meine Beschwerden sich verschlimmern oder Nebenwirkungen auftreten?*
- *Gibt es in meinen Lebensgewohnheiten etwas, das ich verändern sollte bzw. zur Unterstützung verändern kann?*
- *Woher bekomme ich weitere Informationen über meine Erkrankung?*

Der Arzttermin
- Seien Sie offen und ehrlich. Erzählen Sie ausführlich, beschönigen und verschweigen Sie nichts.
- Schämen Sie sich nicht, mehrfach nachzufragen, wenn Sie etwas nicht verstehen. Ärzte sprechen manchmal eine eigene Sprache. Bitten Sie um die Übersetzung.
- Schreiben Sie die wichtigsten Punkte auf, um sie später in Ruhe erneut durchgehen zu können.
- Diskutieren Sie mit Ihrem Arzt Ihre ganz persönlichen Ziele und wie sie zu erreichen sind.
- Fragen Sie nach Patientenschulungen oder Gruppen von Betroffenen, denen Sie sich anschließen können.

Nach dem Arzttermin
- Machen Sie den nächsten Termin aus.
- Fassen Sie die wichtigsten Erkenntnisse oder Absprachen schriftlich zusammen.
- Bewahren Sie die Kontaktdaten Ihres Rheumatologen und auch von Physiotherapeuten etc. an einem für nahe Angehörige zugänglichen Platz auf.

Der informierte Patient

Rheuma-Liga & Co. – das bieten sie

Sie wollen ein informierter Patient sein, der seinem Arzt auf Augenhöhe begegnet. Da stellt sich die Frage, woher die Informationen kommen sollen. Immerhin möchten Sie verlässliche Auskünfte haben, die möglichst auf dem neuesten Stand sein sollen. Darüber hinaus wäre es nützlich, neben Ihrem Arzt noch einen Partner im Boot zu haben, jemanden, an den Sie sich wenden können, wenn Sie gerade keinen Termin bei Ihrem Rheumatologen haben, aber schnell etwas wissen wollen. Die erste Adresse ist hier sicher die Deutsche Rheuma-Liga e. V. In Deutschland ist der Verband eine der größten Selbsthilfeorganisationen des medizinischen Bereichs. Er ist 1970 angetreten, um die Interessen rheumakranker Menschen zu vertreten und deren Versorgung zu verbessern.

Die Rheuma-Liga informiert über die verschiedenen Krankheitsbilder, die unter dem Begriff Rheuma zusammengefasst werden. Sie berichtet über Medikamente und stellt Merkblätter in mehreren Sprachen und eine Mitgliederzeitschrift zur Verfügung. Doch das ist noch nicht alles. Der Verband mischt sich ein und versucht, auch auf politischer Ebene Verbesserungen für Betroffene zu erreichen. Er stößt Forschungsprojekte an und organisiert Kurse, in denen Patienten lernen können, mit ihrer Erkrankung besser umzugehen. Nicht zuletzt finden Sie bei der Rheuma-Liga eine Datenbank mit Therapeuten und Einrichtungen in Ihrer Nähe. Sie können sich im Internet in einem Forum mit anderen Betroffenen austauschen und sich in einer Regionalgruppe treffen. Machen Sie mit anderen Rheumatikern Gymnastik, geben Sie Ihre Erfahrungen an Ihre Leidensgenossen weiter und profitieren Sie von deren Erkenntnissen.

Die Deutsche Gesellschaft für Rheumatologie e. V. bietet ebenfalls eine Fülle an Informationen. Ihr großes Plus ist die Ver-

> **!**
>
> Die Rheuma-Liga ist die erste Adresse, wenn Sie ein informierter Patient sein möchten.

netzung von Rheumatologen, Physiotherapeuten, Orthopäden, Psychologen und mehr. Sie finden Einrichtungen für Patientenschulungen sowie natürlich auch die wichtigsten grundlegenden Informationen zur Erkrankung und ihren Behandlungsmöglichkeiten. Adressen für die großen deutschen Verbände und für Verbände in Österreich und der Schweiz finden Sie im Anhang des Buches.

Rheuma im weltweiten Netz

Wir leben in einer Informationsgesellschaft. Kaum lesen wir in einer Zeitschrift von einem neuen Medikament oder einem Arzneimittelskandal, sitzen wir auch schon vor dem Computer und befragen das Internet. Das tun wir auch, wenn wir Symptome an uns beobachten oder der Arzt einen Verdacht äußert oder eine Diagnose beim Namen nennt. Eines vorweg: Wir freuen uns, wenn unsere Patienten sich gut informieren. Wir wünschen uns das, wie oft genug gesagt, sogar. Das kann nämlich die eine oder andere Unsicherheit aus dem Weg räumen. Leider können gegensätzliche Informationen oder falsche Aussagen aber genau das Gegenteil bewirken und für große Unsicherheit sorgen. Deshalb sollte man sehr genau prüfen, woher Informationen kommen.

> Versuchen Sie, die Informationen im Internet kritisch zu hinterfragen.

Das ist gar nicht so einfach. Kommerzielle Anbieter von Gesundheitsprodukten können wie objektive Ärzte auftreten. Laien präsentieren sich wie Profis und verallgemeinern ihre ganz eigenen Erfahrungen. Es gibt eine Menge schwarzer Schafe, und es gibt eine große Zahl mitteilungsbedürftiger Menschen, die vermeintliche Wahrheiten verbreiten, auch wenn sie nur auf sie selbst zutreffen. Daneben werden Sie im Netz gleichermaßen Mediziner mit langjähriger Erfahrung finden, die von neuen Forschungsergebnissen berichten, oder Patientengruppen, die sich austauschen, einander Tipps geben und vom Umgang mit ihrer Krankheit erzählen, ohne einen Anspruch auf Allgemeingültigkeit oder fachliche Kompetenz zu erheben. Die Schwierigkeit liegt darin, die Spreu vom Weizen zu trennen und zu erkennen, wann jemand wirtschaftliche Interessen verfolgt und wann jemand wirklich fundiert informiert.

Unser Rat lautet: Lassen Sie sich nicht verrückt machen. Wie bereits im Abschnitt über den unterschiedlichen Umgang von Männern und Frauen mit Rheuma erwähnt, ist jeder anders krank. Was für den einen gilt, trifft auf den anderen noch lange nicht zu. Wenn andere Betroffene von ihren Erfahrungen berichten, sehen Sie das als interessanten Erkenntnisgewinn, ohne ihn gleich zu 100 Prozent auf Ihre eigene Situation zu übertragen.

Ihr erster und bester Ansprechpartner ist immer Ihr Rheumatologe. Er wird Ihnen Literatur empfehlen, wenn Sie ihn darum bitten, weil Sie tiefer in die Materie einsteigen wollen. Für Informationen, die bereits gut verständlich aufbereitet sind, sind die eben erwähnte Deutsche Gesellschaft für Rheumatologie e. V. und die Deutsche Rheuma-Liga e. V. als Dachorganisation für zahlreiche Selbsthilfegruppen sehr nützliche Adressen. Sie halten nicht nur selbst Broschüren bereit, sondern können Ihnen auch Orientierungshilfe im Informationsdschungel bieten. Wenn diese beiden Organisationen Internet-Adressen empfehlen, können Sie getrost sachlich korrekte Auskünfte ohne kommerzielle Hintergedanken erwarten. Wenn Sie dennoch irgendwo auf Inhalte oder Abbildungen stoßen, die Sie erschrecken und beunruhigen, sprechen Sie ganz offen mit Ihrem Arzt darüber. Tun Sie das nicht, kann aus falschen oder unvollständigen Informationen in Ihrem Kopf mit der Zeit ein Gespenst entstehen, das Ihnen mehr und mehr zusetzt.

Keine Angst vor Behörden, Krankenkassen und Versicherungen!

Sie genießen eine gute ärztliche Betreuung, haben vielleicht Kontakt zu einer Gruppe, mit der Sie Rheumagymnastik machen, und wissen, woher Sie Informationen über neue Therapien, Hilfs-

!

Etwas Bürokratie
lässt sich nicht
vermeiden.

mittel oder bestimmte Aktivitäten oder Reiseziele bekommen. Das ist eine sehr gute Basis. Leider wird es Ihnen nicht ganz erspart bleiben, sich außerdem mit etwas Bürokratie zu beschäftigen. Werden die Kosten für alle Medikamente von der Krankenkasse übernommen? Kann ich meinen Beruf weiter ausüben? Soll ich mit meinen Kollegen und meinem Arbeitgeber über meine Erkrankung reden? Rheuma ist eine chronische Erkrankung. Welche Folgen hat sie für Ihr Arbeitsleben und Ihre wirtschaftliche Zukunft? All diese Punkte haben ganz direkt oder im weitesten Sinn mit Behörden, Krankenkassen oder Versicherungen zu tun. In diesem Abschnitt erfahren Sie, was für Sie wichtig ist und wie Sie leichtfüßig durch den Gesetzesdschungel kommen.

Lassen Sie sich nicht entmutigen
Recht haben und Recht kriegen ist zweierlei. Es kann vorkommen, dass Sie um Ihr Recht kämpfen müssen. Lassen Sie sich davon und von dem unpersönlichen, manchmal eisigen oder gar vorwurfsvollen Ton einiger Behördenschreiben nicht schrecken. Es ist nicht persönlich gemeint. Antworten Sie sachlich und bleiben Sie hartnäckig.

Da unter der großen Gruppe der Rheumatiker viele Berufstätige sind oder gar junge Erwachsene, die erst einen Beruf ergreifen wollen, soll es zuerst um Fragen rund um den Arbeitsplatz gehen. Wer Rheuma hat, kann in vielen Berufen weiterarbeiten. Er kann es aber schwerer haben, bei Schüben etwa oder durch das häufig mit der rheumatischen Erkrankung einhergehende Erschöpfungssyndrom. Er wird also mal mehr und mal weniger Unterstützung von seinem Arbeitgeber brauchen.

Anpassung des Arbeitsplatzes

Weiter im Berufsleben aktiv zu sein, bedeutet neben wirtschaftlichen Aspekten auch, dass Kontakte zu Kollegen oder Kunden nicht abreißen. Man hat einen geregelten Tag und wird gebraucht. Für erkrankte Menschen ist das mindestens genauso wichtig wie für gesunde. Deshalb räumt das Sozialgesetzbuch ihnen ein Recht an der sogenannten Teilhabe am Arbeitsplatz ein. Maßnahmen können sein:

Persönliche Hilfen: Dazu gehört orthopädischer Gelenkschutz ebenso wie Einlagen für die Schuhe oder gar ein Zuschuss zum Erlangen des Führerscheins, zum Pkw oder zum Umbau eines Pkw, wenn dies nötig ist, um den Arbeitsplatz weiterhin zu erreichen.

Technische Hilfen: Für Personen mit sitzender Tätigkeit kommt ein ergonomischer Stuhl oder ein Stehpult in Frage. Auch spezielle Tastaturen oder Computermäuse sowie Spracherkennungsprogramme zum Schonen der Finger gehören in diese Gruppe.

Betriebliche Hilfen: Es kann nötig sein, eine Rollstuhlrampe oder einen Lift zu installieren. Auch an eine behindertengerechte Toilette muss eventuell gedacht werden. Bitte bedenken Sie immer, dass nicht in jedem Betrieb jede Maßnahme möglich ist. Außerdem muss immer der Antrag gestellt werden, bevor eine Anschaffung getätigt oder womöglich mit einem aufwändigen Umbau begonnen wird.

Anpassung der Tätigkeit

Auch die Veränderung Ihres Tätigkeitsbereichs kann eine Lösung sein. Wer bisher körperlich schwer gearbeitet hat, kann eine innerbetriebliche Versetzung anstreben. Sie sollte physisch nicht mehr extrem oder einseitig sein. Schon wechselnde Beanspruchungen und Körperhaltungen können eine Erleichterung sein. Ein ebenfalls wichtiger Aspekt ist die Verringerung von Stress und/oder Fehlbelastungen. Sprechen Sie mit Ihrem Arbeitgeber, ob und welcher andere Einsatz für Sie in Frage kommt. Machen Sie am besten selbst konkrete Vorschläge. Dabei sollten auch Qualifizierungsmaßnahmen in Betracht gezogen werden.

!

Sprechen Sie mit Ihrem Arbeitgeber, ob und welcher andere Einsatz für Sie in Frage kommt.

Anpassung der Arbeitszeit

Die Erschöpfung, die typisch für rheumatische Erkrankungen ist, hält sich nicht an starre Stundenpläne und Pausenregelungen. Gleitzeit ist darum ein Zauberwort. Bei morgendlichen Anlaufbeschwerden ist es vielleicht sinnvoll, den Dienst später zu beginnen. Eine Pause kann dann gemacht werden, wenn die Müdigkeit sehr ausgeprägt ist. Eine Runde an der frischen Luft weckt in so einem Fall neue Lebensgeister. Selbst die Reduzierung auf Teilzeitbeschäftigung kommt in Betracht. Sie halten das für Luxus, der längst nicht in allen Firmen erwünscht ist? Falsch. Es gibt sogar ein gesetzlich geregeltes Recht auf Teilzeit! Das hängt von der Betriebsgröße und der Machbarkeit im Betriebsablauf ab. Darüber hinaus müssen Sie länger als sechs Monate in dem Arbeitsverhältnis stehen. Ein Antrag auf Teilzeitbeschäftigung muss beim Arbeitgeber gestellt werden. Er muss gute Gründe haben, um abzulehnen. Das gilt umso mehr, wenn Sie einen Grad der Behinderung nachweisen können.

Ihre Ansprechpartner

Anträge auf Hilfsmittel, Umbauten etc. sind beim zuständigen Leistungsträger zu stellen. Das ist in der Regel das Integrationsamt. Bei einer ersten oder neuen Arbeitsaufnahme sind es der Rentenversicherungsträger oder die Bundesagentur für Arbeit. Grundsätzlich sind Integrationsämter gute Ansprechpartner, beispielsweise auch in Bezug auf die Einrichtung einer Teilzeitstelle.

Das liebe Geld

Eine chronische Erkrankung kann immer wieder Fehlzeiten am Arbeitsplatz mit sich bringen. Gehen sie über drei Tage hinaus, ist eine ärztliche Bescheinigung vorzulegen, auf ausdrücklichen Wunsch des Arbeitgebers auch schon früher. Damit sichern Sie sich die Fortzahlung Ihres ganz normalen Einkommens – ohne

Abzug und bis zu sechs Wochen. Sind Sie länger arbeitsunfähig, springt die Krankenkasse mit dem Krankengeld ein. Es liegt bei 70 Prozent des Gehalts und wird bis zu 78 Wochen bezahlt. Auch dafür wird selbstverständlich eine ärztliche Bescheinigung benötigt. Die 78 Wochen, also gut anderthalb Jahre, beziehen sich auf einen Zeitraum von drei Jahren. Erst wenn diese Dreijahresfrist vorüber ist und Sie mindestens sechs Monate am Stück arbeitsfähig waren, beginnt eine neue „Zeitrechnung". Würden Sie jetzt erneut wegen der rheumatischen Erkrankung oder einer anderen Krankheit arbeitsunfähig, hätten Sie wiederum Anspruch auf Lohnfortzahlung und anschließend maximal 78 Wochen Krankengeld.

Halten die Beschwerden und Einschränkungen länger als 78 Wochen in einem Maß an, dass es nicht möglich ist, 15 Stunden wöchentlich zu arbeiten, besteht Anspruch auf Arbeitslosengeld. Voraussetzung ist eine erfüllte Anwartschaft. Das bedeutet, dass Sie in den zurückliegenden zwei Jahren mindestens zwölf Monate versicherungspflichtig beschäftigt gewesen sein müssen. Das Arbeitslosengeld wird für sechs bis maximal 24 Monate gezahlt. Geben Sie in der Arbeitsagentur, wo Sie persönlich den Antrag stellen, ehrlich an, dass Sie aufgrund Ihrer Erkrankung nicht in der Lage sind, eine Arbeit anzunehmen. Sollten Sie die Auskunft erhalten, keinen Anspruch zu haben, ist das falsch! Beziehen Sie sich auf die sogenannte Nahtlosigkeitsregelung: Darunter versteht man den Anspruch auf Arbeitslosengeld, wenn Sie nicht nur vorübergehend leistungsgemindert sind und keine versicherungspflichtige Beschäftigung mehr ausüben können, Ihre verminderte Erwerbsfähigkeit gleichzeitig aber noch nicht festgestellt wurde.

Schwere chronische Erkrankungen können dazu führen, dass die Arbeitsfähigkeit auf Dauer nicht mehr erlangt wird. Die Chancen, dass die moderne Rheumatherapie dies verhindert, sind sehr hoch einzuschätzen, trotzdem sollten Sie wissen, dass

> **!**
> Sind Sie länger als sechs Wochen arbeitsunfähig, springt die Krankenkasse mit dem Krankengeld ein.

!

Klären Sie Fragen mit dem Rentenversicherungsträger.

es auch für diesen Fall eine Lösung gibt. Sie lautet Erwerbsminderungsrente. Beantragt wird sie bei dem Rentenversicherungsträger, der für seine Beurteilung ärztliche Unterlagen anfordern wird. Wer täglich mindestens sechs Stunden erwerbstätig sein kann, hat keinen Anspruch. Als teilweise erwerbsgemindert gilt, wer nicht in der Lage ist, täglich drei bis sechs Stunden einer Erwerbstätigkeit nachzugehen. Ist die Erkrankung so ausgeprägt, dass eine Erwerbstätigkeit von mindestens drei Stunden am Tag undenkbar ist, so geht man von einer vollen Erwerbsminderung aus. Grundbedingung für den Anspruch ist, dass mindestens fünf Jahre lang Beiträge in die Rentenversicherung eingezahlt worden sind. Drei Jahre davon müssen durch Pflichtbeiträge aus einer versicherten Beschäftigung abgedeckt sein. Im Einzelfall können sowohl der Arbeitsweg als auch der Umstand, unter dem die Arbeitsunfähigkeit eingetreten ist, Einfluss auf einen Rentenanspruch haben. Klären Sie das daher im Zweifel mit dem Rentenversicherungsträger. Gut zu wissen: Die Fähigkeit, eine gewisse Stundenzahl pro Tag erwerbstätig zu sein, bezieht sich nicht auf Ihren zuletzt ausgeübten Beruf, sondern die Entscheidung wird mit Blick auf den allgemeinen Arbeitsmarkt getroffen.

Wenn Sie nicht angestellt sind

Freiberufler und Selbstständige werden nicht von dem beschriebenen Netz aufgefangen. Sie sollten Versicherungen abschließen, die ihnen Kranken-, Krankentage- oder auch Krankenhaustagegeld sichert. Die Erwerbsminderungsrente steht demjenigen zu, der freiwillig Beiträge in die gesetzliche Rentenversicherung eingezahlt hat. Ansonsten kann man über eine Erwerbsunfähigkeitsrente nachdenken.

Unterstützung bei der Anpassung Ihres Arbeitsplatzes bekommen Sie bei der privaten Rentenversicherung, sofern sie eine abgeschlossen haben, bei der Künstlersozialkasse oder, wenn ein Schwerbehindertenausweis vorliegt, bei den Integrationsämtern.

Job weg wegen Rheuma?

Wie schon gesagt kann jede chronische Erkrankung Fehlzeiten mit sich bringen, die über denen gesunder Kollegen liegen. Manch einer bekommt da Angst, sein Chef könne ihn „loswerden" wollen. Kündigung wegen Krankheit? „Das geht nicht", meinen viele. Geht leider doch. Allerdings nicht ohne Weiteres. Damit die Kündigung rechtmäßig wirksam ist, müssen einige Voraussetzungen gegeben sein:

- lang anhaltende oder häufige kurzzeitige Ausfälle des Mitarbeiters
- deutliche und dauerhafte Minderung der Leistungsfähigkeit
- eine vorliegende Prognose, die keine deutliche Verbesserung des Gesundheitszustands erwarten lässt
- ein Nachweis des Arbeitgebers über eine unzumutbar hohe wirtschaftliche Belastung bzw. Störung seines Betriebs bei Weiterbeschäftigung des chronisch kranken Mitarbeiters

Falls Ihre Fehlzeiten sich erhöhen, Ihre Leistungsfähigkeit abnimmt und ein Vorgesetzter Sie womöglich schon einmal darauf angesprochen hat, sollten Sie die Initiative ergreifen. Überlegen Sie, ob durch eine Anpassung Ihres Arbeitsplatzes, der Tätigkeit oder der Arbeitszeit (wie schon beschrieben) eine für beide Seiten befriedigende Lösung zu erzielen ist. Damit können Sie einer Kündigung eventuell zuvorkommen. Landet sie dennoch in Ihrem Briefkasten, ist Ihre Ausgangsposition günstig: Das Landesarbeitsgericht Frankfurt hat eine Kündigung für nicht rechtmäßig erklärt, da der Mitarbeiter eine andere Tätigkeit im Betrieb hätte ausüben können und dies auch angeboten hat.

Fazit: Sie stehen nicht von heute auf morgen auf der Straße, weil Ihre rheumatischen Beschwerden Ihre Arbeitsfähigkeit vorübergehend einschränken. Schildern Sie im Zweifel einem Anwalt, der auf Arbeitsrecht spezialisiert ist, Ihre Lage. Oder wenden Sie sich an die Rheuma-Liga oder als Mitglied an Ihre Gewerkschaft.

! Sie stehen nicht von heute auf morgen auf der Straße, weil Ihre Beschwerden Ihre Arbeitsfähigkeit vorübergehend einschränken.

Ganz wichtig: Nach Erhalt der Kündigung haben Sie dafür maximal drei Wochen Zeit.

Leistungen – so sind sie geregelt

Wie gut, dass Ihnen eine medikamentöse Therapie, unterstützt durch Physio- und Ergotherapie, in vielen Fällen ein nahezu beschwerdefreies Leben möglich macht. Leider entstehen durch Zuzahlungen und nicht erstattungsfähige Leistungen Kosten, die längst nicht jeder Jahr für Jahr bezahlen kann. Sie werden von den gesetzlichen Krankenkassen übernommen. Die Kassen müssen allerdings nur das zahlen, was in einem Leistungskatalog aufgeführt ist, der von einem Bewertungsausschuss zusammengestellt und immer wieder aktualisiert wird. Standardtherapien sind damit abgedeckt, auch stationäre Leistungen gehören dazu. Hilfsmittel, wie etwa Gehhilfen, werden ebenfalls von den gesetzlichen Kassen übernommen, wenn sie vom Arzt verordnet werden. Bezahlt wird allerdings nur das, was in einem speziellen Hilfsmittelverzeichnis aufgeführt ist. Der Heilmittelkatalog regelt, welche Zusatztherapien in welchen Fällen erstattungsfähig sind. Darunter fällt beispielsweise Krankengymnastik.

Ein Wort zur privaten Krankenversicherung: Deren Leistung ist im jeweiligen Vertrag geregelt. Der Patient streckt die Summen für Medikamente etc. vor und bekommt sie gegen Vorlage der Originalrechnung erstattet. Das gilt auch für Arztrechnungen, etwa zur Diagnosestellung. Geht es um sehr hohe Summen, besteht die Möglichkeit einer Zusicherung des Versicherers gegenüber dem Arzt oder etwa einer medizinischen Einrichtung, die den Patienten vor der Verauslagung bewahrt. Schwierigkeiten bei der Kostenerstattung durch eine private Krankenversicherung klärt man am besten über den Versicherungsombudsmann e. V., eine unabhängige und für Verbraucher kostenfrei arbeitende Schlichtungsstelle: www.versicherungsombudsmann.de.

!

Der Heilmittelkatalog regelt, welche Zusatztherapien in welchen Fällen erstattungsfähig sind.

Sie werden in der Apotheke trotz eines Rezepts zur Kasse gebeten? Das ist in Ordnung. Wird alles, was Ihr Arzt Ihnen verordnet, anstandslos von der Versicherung übernommen, bleibt dennoch ein Eigenanteil übrig. Den hat der Gesetzgeber auf fünf bis zehn Euro festgelegt. Kinder bis 18 Jahren sind von Zuzahlungen befreit. Der Eigenanteil für einen Krankenhausaufenthalt beträgt zehn Euro täglich für maximal 28 Tage im Jahr. Auch hiervon sind Kinder bis 18 Jahren ausgenommen. Hilfsmittel schlagen mit 20 Prozent, Heilmittel mit zehn Prozent Eigenanteil zu Buche. Bei den Heilmitteln kommt pro Rezept eine Gebühr von derzeit zehn Euro hinzu. Sie sehen, es kann schnell eine größere Summe entstehen, die selbst getragen werden müsste. Deswegen hat man eine finanzielle Belastungsgrenze festgesetzt. Sie beträgt zwei Prozent des jährlichen Familienbruttoeinkommens, bei chronisch Kranken ein Prozent.

Rehabilitation

Bestimmt haben Sie schon mal jemanden sagen hören: „Ich war gerade in der Reha." Wegen Rheuma? Das ist möglich. Unser Gesundheitssystem unterscheidet zwischen der Primärversorgung, das ist die Behandlung bei Ihrem Hausarzt oder Rheumatologen, der Akutversorgung, womit ein Krankenhausaufenthalt gemeint ist, und der Rehabilitation. Letztere dient dazu, Behinderungen zu vermeiden, den Betroffenen im Arbeitsprozess zu halten, den Einstieg oder Wiedereinstieg in das Berufsleben zu ebnen oder den Patienten in die Lage zu versetzen, seinen Alltag allein zu bewältigen und wieder Fuß in seinem sozialen Umfeld zu fassen.

!

Auch bei Rheuma sind Rehabilitationsmaßnahmen möglich.

Für Rheumatiker kommt sowohl die medizinische als auch die Anschlussrehabilitation in Frage.

Medizinische Rehabilitation: Unter der medizinischen Rehabilitation, früher „Kur" genannt, versteht man eine Maßnahme, die innerhalb eines bestimmten Zeitraums darauf abzielt, Arbeitskraft zu erhalten. Dazu gehören therapeutische Aspekte, etwa zur

Verbesserung der Beweglichkeit oder Schmerzlinderung, sowie Schulungen und einiges mehr. Sie können ambulant oder stationär durchgeführt werden. Mit Urlaub hat die medizinische Rehabilitation nichts zu tun. Es geht viel mehr darum, den Betroffenen aus seinem Alltag zu lösen und ihm Zeit und Umfeld zu geben, um sich intensiv um den Erhalt seiner Arbeitskraft zu kümmern.

Anschlussrehabilitation: Der Name sagt es schon: Diese Maßnahme schließt sich an eine Akutversorgung an. Sie muss spätestens sechs Wochen nach Verlassen des Krankenhauses begonnen werden. Typischerweise kommt sie nach Operationen, wie beispielsweise nach dem Einsetzen eines künstlichen Gelenks, zum Tragen.

Wer die Kosten für die Rehabilitation übernimmt, hängt von einigen Faktoren ab. Reha-Träger sind gesetzliche Renten-, Kranken- oder Unfallversicherung sowie die Bundesagentur für Arbeit. Geht es ausschließlich darum, die Gesundheit wieder herzustellen, ist die Krankenversicherung zuständig, soll aber vor allem die Arbeitskraft erhalten oder wiedererlangt werden, geht der Antrag an die Rentenversicherung. Ist jemand nicht (mehr) berufstätig, sind Reha-Maßnahmen durch die gesetzliche Krankenversicherung abgedeckt. Glücklicherweise gibt es sogenannte Reha-Servicestellen, die trägerübergreifend beraten: www.reha-servicestellen.de.

Grundsätzlich besteht ein Anspruch auf eine Rehabilitation innerhalb von vier Jahren, wenn diese vom Arzt empfohlen wird. Sie dauert in der Regel drei Wochen, kann bei einer gewissen Schwere aber auch verlängert werden. Den Antrag stellen Sie selbst. Formulare dafür erhalten Sie bei den Trägern oder den Servicestellen. Neben dem Formular sind Unterlagen einzureichen. Ein ärztlicher Befund gehört dazu. Außerdem geben Sie Auskunft über Fehlzeiten, die Art Ihrer Beschwerden und Ihrer Arbeit oder auch über Ihre Einschätzung zu Ihrer beruflichen Zukunft. Wird

Ihr Antrag abgelehnt, können Sie innerhalb eines Monats schriftlich Einspruch erheben. Scheuen Sie sich nicht, es ein weiteres Mal zu versuchen!

Wiedereingliederung – behutsam zurück in den Arbeitsalltag

Nach einem langen Ausfall aufgrund einer Erkrankung und eventuell damit zusammenhängender Reha ist es nicht einfach, beruflich wieder durchzustarten. Wochenlang haben Sie sich ausschließlich um Ihre Gesundheit gekümmert, und plötzlich sollen Sie wieder alle Pflichten und Aufgaben bewältigen, die Sie auch vorher erledigt haben. Das funktioniert oft nicht. Zumindest bestünde die Gefahr, dass Ihre Beschwerden schnell wieder an Intensität zunehmen. Darum gibt es die Wiedereingliederung in das Arbeitsleben, die auch unter dem Namen „Hamburger Modell" bekannt ist. Die Arbeitszeit wird dabei nach einem Plan stufenweise gesteigert, der gemeinsam von Ärzten der Reha-Einrichtung, Ihrem Rheumatologen und natürlich Ihrem Arbeitgeber und Ihnen als Arbeitnehmer erstellt wird.

> **!**
>
> Die Wiedereingliederung nützt sowohl Ihnen als auch dem Betrieb.

Als Betroffener können Sie das Modell selbst vorschlagen. Möglicherweise tut das bereits ein zuständiger Arzt in der Reha. Die Maßnahme nützt sowohl dem Mitarbeiter als auch dem Betrieb. Als Betroffener verlieren Sie Ihren Arbeitsplatz nicht. Im Umkehrschluss verliert der Arbeitgeber Ihr Wissen und Ihre Erfahrung nicht. Ein großer Vorteil ist, dass Sie noch krankgeschrieben sind. Sie bekommen kein Geld von Ihrem Betrieb, sondern Kranken- bzw. Übergangsgeld von der Kranken- oder Rentenversicherung. Das bedeutet, dass Sie noch keine bestimmte Leistung erbringen müssen und entsprechend nicht gleich wieder unter Termindruck gesetzt werden können.

Außergewöhnliche Belastungen geltend machen

Die Steuererklärung sieht vor, sogenannte außergewöhnliche Belastungen anzusetzen. Dazu gehören Aufwendungen, die Sie für

Heilung oder Linderung einer Erkrankung getätigt haben und die Ihnen nicht erstattet werden. Vorbeugende Maßnahmen gehören ausdrücklich nicht dazu. Um den Steuervorteil genießen zu können, müssen Sie Quittungen oder Rechnungen einreichen. Zu den Unterlagen gehört auch eine Verordnung Ihres Arztes, also z. B. ein Rezept. Als Rheumatiker benötigen Sie unter Umständen über einen langen Zeitraum Medikamente und nehmen an Therapien teil, in der Regel ist es aber ausreichend, das Rezept dafür einmal vorzulegen.

Das Persönliche Budget

Seit einigen Jahren sieht das Sozialgesetzbuch für Personen mit einer chronischen Erkrankung, darunter auch Rheumapatienten, und mit einer Behinderung das sogenannte Persönliche Budget vor. Es soll Betroffenen mehr Selbstbestimmung geben und sie davor bewahren, für jede Kleinigkeit Rezepte abholen, Anträge stellen und auf die Genehmigung warten zu müssen. Stattdessen wird am Anfang des Monats eine bestimmte Summe ausgezahlt, die von dem Betroffenen nach Bedarf eingesetzt werden kann. Diese Summe richtet sich nach dem Einzelfall und beträgt durchschnittlich mehrere Hundert Euro. Das Geld wird üblicherweise überwiesen, in Ausnahmen können Gutscheine abgegeben werden. Für Pflegeleistungen werden ausschließlich Gutscheine verwendet. Um in den Genuss des Persönlichen Budgets zu kommen, müssen Sie zunächst natürlich wieder einen Antrag stellen. Wenden Sie sich dazu am besten an die Reha-Servicestellen.

Unbürokratische Unterstützung
Das Persönliche Budget richtet sich nach Ihrem individuellen Bedarf an Heil- oder Hilfsmitteln. Sie haben den Vorteil, Ihre krankheitsbedingten Ausgaben unkomplizierter decken zu können. Das Persönliche Budget ist eine Vereinfachung, keine zusätzliche Einnahme.

Behindert?

Bei manchem löst der Ausdruck Unbehagen, wenn nicht sogar Erschrecken aus. Faktisch ist es so, dass laut Gesetz eine Behinderung vorliegt, wenn die geistige Fähigkeit, die seelische Gesundheit oder auch die körperliche Funktion über einen Zeitraum von mehr als sechs Monaten von dem für Personen des entsprechenden Alters typischen Zustand abweicht. Wenn diese Abweichung eine Einschränkung im Leben des Betroffenen bedeutet, leidet er unter einer Behinderung.

Um die Nachteile, die eine solche Behinderung mit sich bringt, wenigstens in finanzieller Hinsicht auszugleichen, gibt es verschiedenste Vergünstigungen. Sie reichen von ermäßigten Eintrittspreisen und einer ermäßigten Rundfunkgebühr über reservierte Parkplätze bis zu Steuervorteilen. Falls Sie einen Grad der Behinderung geltend machen wollen, wenden Sie sich am besten an Ihre Krankenkasse. Dort kann man Ihnen in Antragsfragen helfen. Bedenken Sie aber, dass dies nicht nur Vorteile, sondern auch negative Aspekte nach sich ziehen kann. Hier ist vor allem die Bewerbung um einen Arbeitsplatz zu nennen. Sie müssen einem potentiellen Arbeitgeber zwar keine Auskunft über eine Behinderung geben, falls Sie jedoch aus verschiedenen Gründen von Anfang an mit offenen Karten spielen, müssen Sie ehrlich sagen, ob Sie die geplante Tätigkeit in vollem Umfang werden ausüben können.

Sprechen Sie mit Ihrem Rheumatologen oder mit Ansprechpartnern der Rheuma-Liga, bevor Sie einen Antrag auf Feststellung einer Behinderung stellen. Freiberufler und Selbstständige sollten nicht zögern, eine Behinderung dokumentieren zu lassen. Das ist die Voraussetzung, um Leistungen vom Integrationsamt zu erhalten.

Der Grad der Behinderung (GdB) hängt von dem Maß der Funktionseinbußen, der Schmerzen und der Beteiligung in Mitleidenschaft gezogener Organsysteme ab. Als Orientierungshilfe gilt:

> **!**
> Sprechen Sie mit Ihrem Rheumatologen, bevor Sie einen Antrag auf Feststellung einer Behinderung stellen.

- leichte Beschwerden ohne nennenswerte Funktionsein-schränkungen = 10 GdB
- Krankheitsaktivität mit leichten bis mittleren Beschwerden und leichten Funktionseinschränkungen = 20–40 GdB
- permanente Funktionseinschränkungen, die therapeutisch nicht zu beheben sind, starke Beschwerden = 50–70 GdB
- Funktionseinschränkungen, die nicht rückgängig zu machen sind, stark fortschreitend, sehr starke Beschwerden = 80–100 GdB

Klinische Studien

Hat ein neu entwickeltes Präparat eine bessere Wirkung als das gängige? Wie wirkt ein Medikament bei Langzeitbehandlung? Trotz der großen Fortschritte sprechen bei einem kleinen Teil der Patienten die zur Verfügung stehenden Therapien nur unzureichend an. Wie kann man ihnen helfen? Fragen dieser Art lassen sich nur anhand von Studien beantworten. Mit anderen Worten: Auf die theoretische Entwicklung und Untersuchung folgt irgendwann die Praxis. Es kann sein, dass Ihr Arzt Sie einlädt, an einer solchen Studie teilzunehmen. Dazu sollten Sie wissen:

- Weiterentwicklung in der Medizin ist ein langer und schwieriger Weg. Aus ersten Ideen oder Erkenntnissen werden Theorien und am Ende vielleicht neue Therapien. Diese müssen kontrolliert an einer großen Gruppe Betroffener gründlich getestet werden.
- Im Vorfeld wird theoretisch ermittelt, wie sicher und wirksam die Therapie voraussichtlich sein wird. Nur die erfolgversprechendsten werden für praktische Studien ausgewählt.
- Sie dürfen davon ausgehen, dass Ihr Rheumatologe Ihnen nur dann den Vorschlag zur Teilnahme machen wird, wenn er davon einen mindestens ebenso guten, eher besseren Effekt als durch die Standardtherapie erwartet.

- Der Gesetzgeber legt fest, dass jede Therapiestudie von der Ethikkommission zugelassen werden muss. Diese erteilt ihre Zustimmung wiederum nur, wenn eine Verbesserung der bisherigen Therapiemethoden zu erwarten ist.

- Der Datenschutz wird sehr ernst genommen. Ihr Name taucht selbstverständlich auf keinem Fragebogen oder Ähnlichem auf.

- Um sowohl von Ihnen als auch von Ihrem Arzt eine objektive Bewertung zu erhalten, können Placebos, also wirkungslose Präparate, Teil der Studie sein. Sie werden nicht erfahren, ob Sie ein neues Medikament oder ein Placebo bekommen. Aber keine Sorge, bei solchen Studien wird Ihre benötigte Therapie trotzdem weiterhin gewährleistet!

- Sie können jederzeit Ihre Teilnahme beenden. Stellt sich heraus, dass Sie durch eine andere Therapie besser versorgt sind, wird die Studie oder Ihre Beteiligung daran abgebrochen.

- Die Teilnahme an einer Therapiestudie ist für Sie absolut kostenlos.

- Ihre Vorteile: Es geht wie gesagt darum, vorhandene Therapien zu optimieren oder durch bessere zu ersetzen. Sie können unter den ersten Patienten sein, die davon profitieren. Darüber hinaus werden Sie während der gesamten Studiendauer und oft noch weit danach sorgfältig medizinisch überwacht. Sie könnten also in den Genuss zusätzlicher Untersuchungen kommen, die das Fortschreiten Ihrer rheumatischen Erkrankung besonders gut dokumentieren. Nicht zuletzt dürfen Sie sich als Teil der medizinischen Forschung und Entwicklung ansehen, die in Zukunft vielen Betroffenen zugutekommen wird.

- Ihr Nachteil: Alle Beteiligten werden darauf achten, dass zu erwartende unerwünschte Wirkungen so gering wie nur möglich ausfallen. Garantien gibt es jedoch nicht. Es kann manchmal zu unerwarteten Reaktionen kommen, die von Mensch

!

Nehmen Sie sich Zeit, bevor Sie sich für eine klinische Studie entscheiden.

zu Mensch verschieden sein können. Denken Sie nur an allergische Reaktionen.

- Sie allein entscheiden, ob Sie das Angebot an einer Teilnahme annehmen möchten. Besprechen Sie sich in Ruhe mit Ihrem Rheumatologen und Ihrer Familie. Beziehen Sie auch gern die Rheuma-Liga ein. Erst wenn Sie keine offenen Fragen mehr haben, sollten Sie Ihre Entscheidung treffen.

Rheuma und Partnerschaft

Einen Partner an seiner Seite zu haben, mit dem man gemeinsam den Alltag bewältigt, besonders schöne Dinge teilen, aber auch Kummer überstehen kann, ist ein großes Geschenk. Vielleicht ist es sogar einer der wichtigsten Faktoren, wenn es darum geht, mit dem Rheuma zurechtzukommen. Zwei eigenständige Persönlichkeiten mit unterschiedlichen Erfahrungen und Bedürfnissen sollten einander auf Augenhöhe begegnen und im Idealfall beide die Gemeinschaft als Bereicherung ihres Lebens begreifen. Erhält man die Diagnose einer chronischen Erkrankung, spielt der Mensch, der einen durchs Leben begleitet, eine noch größere Rolle.

!

Einen Partner an seiner Seite zu haben ist ein großes Geschenk.

Krise als Chance
Machen Sie sich bewusst, dass die Diagnose einer chronischen Erkrankung im ersten Moment eine Krise ist – für den Erkrankten und für das Paar. Beide sollten erkennen, dass beide betroffen sind. Die Partnerschaft kann nun nicht mehr einfach wie bisher weiterlaufen. Vieles sollte neu definiert, Spielregeln sollten gemeinsam festgelegt werden.

In unserer Praxis erleben wir die unterschiedlichsten Fälle. Eine Partnerschaft, die bereits in einer Krise gesteckt hat, muss nicht zwangsläufig an der Diagnose zerbrechen. Manchmal bietet die Krankheit sogar die Chance für einen gemeinsamen Neuanfang. Wir haben beispielsweise schon Paare kennengelernt, die sich ständig an Kleinigkeiten zerrieben haben, die nicht mehr schätzen konnten, wie gut es ihnen eigentlich ging. Durch die Tatsache, mit Rheuma leben zu müssen, hat bei ihnen eine Neubesinnung stattgefunden. Gute Phasen genießen sie bewusster, weil sie wissen, dass auch wieder Schübe mit Beschwerden und Einschränkungen kommen können. Umgekehrt ist aber nicht sicher, dass eine stabile Partnerschaft sich auch in der Erkrankungssituation selbstverständlich bewährt. Alles war bisher so erfüllend, so angenehm, daran soll sich doch bitte nichts ändern.

Der Umgang mit unseren Patienten zeigt uns, dass es offenbar recht typische Fallen gibt, in die man in einer solchen Krise tappen kann. Sich damit auszukennen kann auch ein Baustein sein, um den Alltag besser zu meistern. Deshalb wollen wir sie Ihnen in diesem Abschnitt vorstellen.

Was ist bloß los mit dir/mir?

Die Schwierigkeiten in der Partnerschaft beginnen nicht selten schon eine ganze Weile, bevor die Diagnose Rheuma überhaupt im Raum steht. Dann nämlich, wenn einer der beiden Partner zunehmend unter Schmerzen leidet, wenn er dauernd müde ist und seine Leistungsfähigkeit spürbar nachlässt. All diese Beschwerden sind unsichtbar. Weder muss der Betroffene sich übergeben oder ständig husten oder niesen noch verrät Hautausschlag oder Ähnliches, dass etwas nicht stimmt. Wie schwerwiegend die Symptome empfunden werden, lässt sich kaum vermitteln. So kann es passieren, dass der Partner ungeduldig wird oder im schlimmsten Fall sogar bezweifelt, dass überhaupt Beschwerden vorliegen. Der Verdacht kann aufkommen, der andere simuliere, bilde sich die Schmerzen nur ein oder übertreibe zumindest gehörig. Mit ungünstigen Folgen: Der eine reagiert gekränkt, wirft dem Partner mangelndes Mitgefühl und Verständnis vor, der andere zieht sich zurück, verschweigt, wie schlecht es ihm geht, und ist maßlos von seinem Mann oder seiner Frau enttäuscht.

Hinzu kommt die Frustration, dass man nicht mehr so einwandfrei funktioniert wie zuvor. Der durch Schmerzen gestörte Schlaf sorgt dafür, dass man immer erschöpfter und antriebsloser wird. Die Lust auf gemeinsame Aktivitäten und auf Sexualität geht zurück, weiterer Zündstoff für die Partnerschaft. Will der Partner etwas ohne ihn unternehmen, fühlt sich der Erkrankte alleingelassen oder missgönnt dem anderen womöglich sogar den Spaß. Je häufiger der gesunde Teil des Paares in dem Versuch, gemeinsame Unternehmungen oder Zärtlichkeiten anzuregen, abgewiesen wird, desto seltener wird er sich darum bemühen. Das verstärkt bei dem erkrankten Partner das Gefühl, unattraktiv und wertlos geworden zu sein. Ein Teufelskreis, der Wochen oder auch Monate andauern kann, bevor klar ist, wodurch die Beschwerden ausgelöst werden.

> **!**
>
> Die Lust auf gemeinsame Aktivitäten und auf Sexualität geht zurück – oft Zündstoff für die Partnerschaft.

Die drei großen Partnerschaftsfallen

Steht die Diagnose Rheuma schließlich fest, müssen beide, Patient und Partner, verarbeiten, dass es sich nicht um vorübergehende Beschwerden handelt, die sich in absehbarer Zukunft erledigen. Der Rheumatiker hat in dieser ersten Zeit zwei große Aufgaben. Er muss damit klarkommen, dass es sich, solange die Therapie noch nicht greift, anfühlt, als würde er nie wieder schmerz- und beschwerdefrei sein. Gleichzeitig sollte er nicht die Sorgen und Ängste seines Partners übersehen. Auch für ihn ist es eine völlig neue Situation und eine zunächst vielleicht beängstigende Vorstellung, nun mit einem chronisch Kranken das Leben zu teilen. Aber wie heißt es so schön? Sprechenden Menschen kann geholfen werden. Reden Sie mit Ihrem Partner über Ihre Sorgen und Gefühle und fragen Sie ihn nach seinen. Tauschen Sie sich aus! Weder Frust noch Mitleid sind in einer solchen Situation hilfreich. Verlieren Sie nicht aus dem Blick, dass Sie eine Partnerschaft auf Augenhöhe hatten und behalten wollen. Wenn Verständnis und ein gutes Maß an Gelassenheit vorherrschen, werden Sie die im Folgenden geschilderten Fallen leicht umgehen können.

> **!** Verständnis und ein gutes Maß an Gelassenheit sollten in einer Partnerschaft vorherrschen.

Falle 1: Nicht wahrhaben wollen

Manch einer beschließt nach dem ersten Schock, die Krankheit einfach zu ignorieren. Nach dem Motto: Was ich nicht zulasse, habe ich auch nicht. Gerade wenn die Therapie zu wirken beginnt und der Patient sich besser fühlt, besteht die Gefahr, einfach so weiterzumachen wie vor der Diagnose. Das ist nicht grundsätzlich schlecht. Ein gewisses Maß an Normalität ist sinnvoll, nur sollte man dabei nicht übersehen, dass der Körper erst einmal Zeit und auch Ruhephasen braucht, um gemeinsam mit den Medikamenten gegen die Krankheit vorzugehen. Eine Jetzt-erst-recht-Haltung, die gar nicht so selten zu beobachten ist, ist kontraproduktiv. Sie müssen sich und Ihrer Familie nichts beweisen. Schön, wenn Sie dank der gut funktionierenden Therapie vieles wieder bewältigen können. Es ist aber völlig unnötig, sich mehr abzuverlangen, als man problemlos schaffen kann. Das produziert nur Stress, und der ist weder für Ihr Befinden noch für Ihre Partnerschaft gut.

Falle 2: Das Alibi

Die Alibi-Falle hat zwei Gesichter. Das eine sieht folgendermaßen aus: Patienten verhalten sich genau anders als in Falle 1. Sie zeigen ihre Schwäche gern, denn das sichert ihnen Zuwendung. Unter Umständen hat die in der Beziehung bisher gefehlt. Nun merkt man, dass der andere sofort zur Stelle ist. Und zwar nicht nur, wenn man wirklich Hilfe braucht und darum bittet, sondern schon beim kleinsten Anflug eines Bedürfnisses. Der Erkrankte wird übermäßig umsorgt und in Watte gepackt. Auch Dinge, die er leicht alleine erledigen könnte, gibt er lieber an den Partner ab, denn es fühlt sich einfach gut an, die Zuwendung des anderen zu spüren. Das Gefährliche daran ist, dass der Patient immer mehr in Selbstmitleid versinkt und irgendwann selbst bei Kleinigkeiten den Eindruck hat, das sei zu viel für ihn und unmöglich zu schaffen. Sein Gegenüber wird früher oder später überfordert und mit seinen Nerven und Kräften am Ende sein. Wir hören Sätze wie: „Ich kann einfach nicht mehr!" oder „Was wird denn aus meiner Frau, wenn ich nicht mehr bin?" nicht selten von Angehörigen.

Das zweite Gesicht der Alibi-Falle betrifft den Partner, der nicht mit übertriebener Zuwendung reagiert, sondern dem Kranken unterstellt, er nutze das Rheuma als Ausrede oder Alibi, um sich vor immer mehr Aufgaben zu drücken. Phasenweise kann die Belastung eines Lebensgefährten groß sein. Das führt manchmal zu Frust und dem Gefühl, alles alleine machen zu müssen. Wenn der Kranke dann noch gereizt um Hilfe bittet, weil es ihm sowieso unangenehm ist, wenn er nicht erklärt, warum er was nicht erledigen kann, eskaliert die Krise leicht. Der Rheumatiker ist unglücklich über seine Hilflosigkeit und erhofft sich liebevolle Unterstützung, der Partner würde genau die vielleicht sogar gern leisten, hat aber den Eindruck, die freiwillige Hilfe wird zur vehement geforderten Pflicht. Bitten Sie freundlich um Unterstützung, ohne alles abzuwälzen, was Sie auch allein oder eventuell mit einem Hilfsmittel selbst hinbekommen können. Bedanken Sie sich und geben Sie zu verstehen, dass Sie die Dinge, die Ihr Partner für Sie tut, nicht als selbstverständlich ansehen.

Vermeiden Sie alle Aussagen, die nach Vorwürfen klingen, etwa „Könntest du nicht einmal einkaufen gehen, wenn ich doch solche Schmerzen habe?" oder: „Du siehst doch, dass ich Hilfe brauche!" Derartige Sätze tragen kaum zu einem entspannten

> **!**
>
> Geben Sie Ihrem Partner zu verstehen, dass Sie die Dinge, die er für Sie tut, nicht als selbstverständlich ansehen.

Miteinander bei. Als Lebensgefährte sollten Sie versuchen, ein Gefühl dafür zu entwickeln, wie Sie den Erkrankten am besten unterstützen können. Werfen Sie ihm nicht vor, alles alleine machen zu müssen. Wenn das Ihr Eindruck ist, besprechen Sie lieber Ihr Gefühl der Überforderung und legen Sie gemeinsam fest, was der andere Ihnen doch noch abnehmen kann. Vorwürfe sind nicht angebracht. Wie soll sich jemand fühlen, dem man sagt, seine Erkrankung bestimme und verderbe das ganze gemeinsame Leben? Er hat sie sich nicht ausgesucht.

Falle 3: Die Pfleger-Rolle

Erhält jemand die Diagnose Rheuma, wird er zum Patienten. Daran gibt es nichts zu rütteln. Ebenso wenig sollte in Frage gestellt werden, dass er zu Hause nach wie vor ein Mensch, ein gleichberechtigter Partner ist. Leider ist das nicht selbstverständlich. Wir erleben, dass sich Ehemann oder -frau zum Gesundheitsmanager des anderen erhebt. Da wird der Partner zum Schutzbefohlenen, zum Patienten auch in der Beziehung. Das kann dazu führen, dass nicht mehr der Kranke, um den es doch eigentlich gehen sollte, über Therapiemethoden entscheidet, sondern der Lebensgefährte. Es kommt vor, dass Rheumatiker gar nicht mehr allein zu ihrem Arzt gehen, sondern nur noch zu zweit, als Paar. Nicht der Kranke beantwortet die Fragen des Rheumatologen, sondern der Gesunde. Er korrigiert möglicherweise sogar die Aussagen des Betroffenen. Auch das haben wir schon gehört: „Letzte Woche hatten wir wieder besonders starke Schmerzen."

Es gibt Männer und Frauen, die sich plötzlich über die Krankheit des anderen zu definieren scheinen. Sie zeichnen Laborwerte auf, fühlen sich für die korrekte Einnahme der Medikamente verantwortlich und sorgen dafür, dass kein Kontrolltermin beim Rheumatologen verpasst wird. Dahinter kann ein Geltungsbedürfnis stecken. Der Patient hat eine chronische Erkrankung und steht damit mehr im Mittelpunkt, ob er will oder nicht. Sich zum

> **!**
>
> Der Kranke sollte nicht in eine Opferrolle gedrängt werden.

Gesundheitschef oder Pfleger zu machen, kann ein Ausgleich sein, um sich selbst wieder mehr in den Vordergrund zu rücken.

Es kann natürlich auch einfach Fürsorge der Auslöser für derartiges Verhalten sein. Schließlich meint man es ja gut. Der Partner sollte sich nur vor Augen halten, dass der Kranke damit immer mehr in eine Opferrolle gedrängt wird. Er wird zur Hilflosigkeit verdammt, weil er nichts mehr in die eigenen Hände nehmen darf. Niemand findet es schön, Patient zu sein. Als Rheumatiker muss man im Umgang mit Ärzten damit leben, aber zu Hause möchte man es nicht. Bedenken Sie außerdem, dass der Erkrankte irgendwann nicht mehr das Gefühl hat, Sie kontrollieren seine Werte und seine Therapie, sondern er wird denken, Sie kontrollieren ihn. Das ist Gift in einer gleichberechtigten Partnerschaft.

Machen Sie es besser!

Da Sie die drei Beziehungsfallen nun kennen, die im Zusammenhang mit der Diagnose Rheuma immer wieder auftauchen, können Sie ihnen leichter aus dem Weg gehen. Wir können Ihnen zwar keine wasserdichten Tipps geben, die die Krise auf jeden Fall zum großen Partnerschaftsglück machen, aber wir möchten Ihnen aus den vielen positiven Beobachtungen und Beispielen unserer Praxis Ansätze an die Hand geben, die vielen Paaren helfen geholfen haben, trotz Rheuma ein harmonisches Zusammenleben zu genießen.

Ein ganz dringender Rat für beide Seiten lautet: Reden Sie miteinander. Die Diagnose kann für den Kranken wie für den Gesunden ein Schock sein. So etwas bewältigt man nicht über Nacht, und es löst sich auch nicht von allein in Luft auf. Ganz konkrete und nüchterne Fragen tauchen auf: Wird der Erkrankte weiter arbeiten und den Lebensunterhalt bestreiten oder sich zumindest daran beteiligen können? Wenn es vor allem der Gesunde ist, der das Geld verdient, kann er dann weiterhin auf Unterstützung durch den kranken Partner hoffen, oder muss er nun beide Rollen übernehmen? Kommen kostspielige Umbauten in den vier Wänden auf uns zu? Außerdem sind da die eher diffusen emotionalen Sorgen: Wird mein Partner mich auch noch lieben, wenn ich doch nicht mehr zu hundert Prozent der Mensch bin, der ich vor der Erkrankung war? Und umgekehrt: Kann ich mit meinem Partner weiter glücklich und unbeschwert sein, wenn der durch eine Krankheit eingeschränkt ist?

Durch Gespräche, gern auch mit dem Rheumatologen, lassen sich einige der drängenden Fragen bereits klären. Das gilt übrigens nicht nur für die erste Zeit nach der Diagnose. Bleiben Sie immer im Dialog. Vielleicht hat einer der beiden Partner Rheuma, und der andere leidet häufig unter Kopfschmerzen. Es bringt nichts, wenn Sie versuchen, Ihre Beschwerden gegeneinander aufzuwiegen, nach dem Motto: „Mir geht es aber viel schlechter, darum musst du dich mehr um mich kümmern." Das führt zu nichts. Es ist auch nicht günstig, dem anderen vorzuhalten, er könne sich ja gar nicht in die Rolle des Erkrankten versetzen oder er könne sich unmöglich vorstellen, wie stark die Schmerzen seien. Natürlich kann er das nicht. Das heißt aber nicht, dass er nicht auch Nachteile und Probleme durch das Rheuma hat, das in die Partnerschaft eingebrochen ist.

Der Umgang mit Kranken ist nicht jedem in die Wiege gelegt. Ein bisher liebevoller Partner kann in seiner neuen Rolle als Tröster überfordert sein. Darum sollte man Zuwendung und Trost nicht in einer ganz bestimmten Weise erwarten und enttäuscht sein, wenn sie sich anders äußern. Während der eine sein Mitgefühl dadurch ausdrückt, dass er ständig fragt, wie es geht, ob die Schmerzen schlimm sind oder ob der Partner etwas braucht, geht der andere auf eigene Faust los, um Salben oder Hilfsmittel zu besorgen, die das Leben leichter machen sollen. Der eine gibt sich sensibel, der andere eher zupackend. Es ist hilfreich, wenn Sie den guten Willen hinter beidem erkennen.

!

Ein dringender Rat für beide Seiten lautet: Reden Sie miteinander.

Das trifft auch umgekehrt zu. Trost anzunehmen, fällt vielen schwer. Man will schließlich nicht bemitleidet werden. Während der eine täglich kleine Liebesnachrichten verfasst, um sich für die Unterstützung zu bedanken, hat ein anderer Schwierigkeiten damit, seine Dankbarkeit auszudrücken. Auch wir Rheumatologen hören manchmal: „Davon geht meine Krankheit auch nicht weg!" Das ist wahr. Aber wir tun, was wir können, um sie erträglicher zu machen. Im Idealfall tut der Partner das auch.

Immer gemeinsam
Erst nachdenken, lange Gespräche führen, vielleicht auch miteinander traurig sein oder direkt praktische Veränderungen in Angriff nehmen – es gibt kein Richtig oder Falsch. Gehen Sie ein Leben mit Rheuma so an, wie es zu Ihnen als Paar am besten passt.

Natürlich muss jedes Paar seinen eigenen Weg finden. Für die einen ist es gut, eine kurze gemeinsame Auszeit zu nehmen, um darüber nachzudenken, worauf es ihnen in der Beziehung eigentlich ankommt. Besinnen Sie sich darauf, was Ihnen in einer Partnerschaft wichtig ist, weshalb Sie sich in Ihren Partner verliebt haben, was Sie einander versprochen und miteinander geplant haben. Gut möglich, dass dabei klar wird: Die Basis bleibt von der Erkrankung unberührt. Der Humor, den Sie besonders an Ihrem Partner lieben, muss ihm nicht verloren gehen. Und: Veränderung heißt nicht automatisch Verschlechterung.

!

Veränderung heißt nicht automatisch Verschlechterung.

Für andere Paare ist es einfacher, sich der neuen Situation ganz praktisch zu nähern. Wir haben erlebt, dass Eheleute sich sofort an eine neue Verteilung der Aufgaben gemacht haben. Wo mehr körperlicher Einsatz gefordert ist, sollte der Gesunde zuständig sein, andere Aufgaben, die z. B. viel Zeit fordern, werden dem Erkrankten übertragen. Da werden technische Hilfsmittel angeschafft, Umbauten im Haus überlegt, Zimmer vom zweiten Stock ins Erdgeschoss verlegt.

Zwei wichtige Regeln, wenn Sie Ihren Alltag und Ihre Zukunft neu planen:

• Achten Sie darauf, dass sich Rücksicht und eigene Ansprüche die Waage halten. Beide Partner sollen mit den neu festgelegten Spielregeln zufrieden sein.

• Behalten Sie im Hinterkopf, dass Rheuma eine Erkrankung ist, die von einem Tag auf den anderen ein neues Gesicht zeigen kann. Es ist wichtig, dass Sie trotz aller Planung flexibel bleiben. Dazu gehört, dem kranken Partner nicht vorzuwerfen, er halte sich nicht an die doch schließlich gemeinsam besprochene Aufgabenteilung. Dazu gehört aber auch, dem gesunden Partner immer wieder Verständnis entgegenzubringen, wenn er plötzlich mehr erledigen muss, als ursprünglich ausgemacht war oder Dinge übernimmt, die ihm Schwierigkeiten bereiten.

Nicht nur ganz alltägliche Dinge sollten neu beleuchtet werden. Im Grunde gilt das für das ganze Leben. Ein gemeinsames Hobby kann möglicherweise nicht mehr zusammen ausgeübt werden. Die Art, wie Sie immer Urlaub gemacht haben, ist vielleicht nicht mehr gut geeignet, weil sie für den Rheumatiker zu anstrengend ist. Überlegen Sie, ob es eine Alternative gibt, die beiden Freude macht und die für beide geeignet ist. Eine andere Option ist die, auch getrennt voneinander Sport zu treiben oder kreativ zu sein: Einer geht weiter zum Tennis, der andere nun eben zur Rheumagymnastik. Beide haben eine gute Zeit und können einander hinterher etwas erzählen. Die rheinische Redensart „Man muss auch gönnen können" trifft zu: Zeigen Sie Ihrem Partner, dass Sie ihm Aktivitäten wirklich ehrlich gönnen, auch wenn Sie diese nicht mehr selbst ausüben können.

Zum Schluss möchten wir Ihnen noch etwas ans Herz legen. Selbst wenn Sie nicht verheiratet sind, haben Sie sich doch wahrscheinlich vorgenommen, in guten wie in schlechten Tagen zu Ihrem Partner zu stehen. Eine chronische Erkrankung hält schlechte Tage bereit. Jetzt können beide zeigen, wie ernst es ihnen mit dem anderen tatsächlich ist. Werfen Sie nicht gleich die sprichwörtliche Flinte ins Korn, wenn es Reibereien oder heftigere Auseinandersetzungen gibt. Partnerschaftsberatungen sind nicht nur für Trennungen zuständig, sie können einem auch helfen, eine Krise, die die Diagnose sein kann, durchzustehen. Einem Außenstehenden gelingt es unter Umständen besser, einzelne Konfliktpunkte aufzudecken und zu entschärfen. In Gesprächen zu dritt gelingt es Ihnen dann vielleicht auch, sich die Zukunft auszumalen, die auf Sie wartet, wenn die Therapie ihren Gang geht, die Schmerzen gering sind, neue Energie spürbar wird und die Lebensfreude zurück ist. Dann erkennen Sie: Durchhalten lohnt sich!

> **!**
>
> Werfen Sie nicht gleich die sprichwörtliche Flinte ins Korn, wenn es Reibereien und Auseinandersetzungen gibt.

Praxis-Tipps auf einen Blick
- Ignorieren der Krankheit ist keine Lösung.
- Nehmen Sie die Diagnose zum Anlass, Ihre Partnerschaft aktiv zu gestalten.
- Verstecken Sie sich nicht hinter der Erkrankung.
- Ein Rheumapatient ist kein Opfer.
- Nehmen Sie Trost an, sofern es nicht das einzige Gefühl ist, das Ihr Partner Ihnen entgegenbringt.
- Bleiben Sie zu Hause Partner auf Augenhöhe, statt Patient oder Pfleger zu werden.

Schwanger? Schwanger!

Es kommt vor, dass die Diagnose Rheuma gestellt wird, ehe die Familienplanung abgeschlossen ist. Was nun? Sich in ein vermeintliches Schicksal fügen und verzichten? Nein! Ein Kinderwunsch ist etwas Bedeutendes und für die Partnerschaft und das ganze Leben Wichtiges. Wenn beide den starken Wunsch haben, Kinder zu bekommen, so ist das auch bei Rheuma gut und richtig.

Ist Rheuma im Spiel, sollte die Schwangerschaft nur deutlich besser geplant werden. Klingt nicht gerade romantisch, ist aber für Erfolg und Wohlbefinden aller Beteiligten nötig. Eine chronisch kranke Patientin, deren Immunsystem von Medikamenten beeinflusst wird, kann leider nicht einfach die Pille absetzen und darauf hoffen, in absehbarer Zeit schwanger zu werden.

Der erste Schritt ist der Gang zum Arzt. Sämtliche Biologika und viele Basismedikamente sind für Schwangere nicht ohne Weiteres geeignet. Zwischen dem Absetzen dieser Arzneimittel und der Schwangerschaft müssen z. B. eine Sicherheitpause von mehreren Monaten, bei einigen Präparaten auch eine längere Pause, liegen. Besonders zu erwähnen sind hier Leflunomid und Mabthera. Es ist aber nicht ausschließlich so, dass die Therapieunterbrechung aus Sicherheitsgründen eine gewisse Mindestdauer hat. Auch nach oben sind Grenzen gesetzt. Legen Sie gemeinsam mit Ihrem Partner und Ihrem Arzt fest, wie lange die therapiefreie bzw. therapiereduzierte Zeit dauern kann. Übrigens sollte der Arztbesuch auch dann nicht ausfallen, wenn der Mann der Rheumapatient ist: Einige Medikamente können das heranwachsende Leben schädigen, wenn Sie vom werdenden Vater eingenommen wurden. Für Methotrexat und Leflunomid ist das gesichert.

Der zweite Schritt ist natürlich die gynäkologische Untersuchung. Hierbei soll geklärt werden, ob eine Empfängnis nicht etwa durch hormonelle Störungen oder durch Erkrankungen ganz unabhängig vom Rheuma höchst unwahrscheinlich ist. Auch der Mann sollte sich untersuchen lassen, denn die Therapiepause kann für die Betroffene mit deutlich mehr Schmerzen, zunehmender Müdigkeit und anderen Symptomen einhergehen. Wir haben Fälle gesehen, in denen die Frau das über 18 Monate

> **!**
>
> Ist Rheuma im Spiel, sollte die Schwangerschaft sehr gut geplant werden.

und mehr ohne Rheumatherapie ertragen hat, bevor herauskam, dass ihr Mann nicht zeugungsfähig war. Diese Tortur sollte man sich möglichst ersparen.

Sind alle Ergebnisse positiv, ist wieder der Rheumatologe gefragt. Seine nicht ganz einfache Aufgabe ist es nun, die Basismedikamente durch Arzneimittel zu ersetzen, die auch während einer Schwangerschaft verabreicht werden dürfen. Außerdem wird er den Verlauf der Krankheit regelmäßig kontrollieren. Es kann sein, dass sich bei hoher Entzündungsaktivität keine Empfängnis einstellt. Es ist außerdem denkbar und absolut verständlich, dass eine Frau, die unter ständiger Müdigkeit und starken Schmerzen leidet, wenig Lust auf Sex verspürt. Ganz wichtig: Setzen Sie sich nicht unter Druck!. Wir raten Patientinnen dazu, nach Aussetzen der Verhütung und Absetzen der Rheumamittel einen Zykluskalender zu führen. Der gibt anhand moderner Messgeräte oder der klassischen Temperaturmethode Auskunft über die fruchtbaren Tage. Wenn Sie die nutzen können und wollen, ist es gut. Sie sollten aber vermeiden, lustlos und mit starken Beschwerden ein Pflichtprogramm zu absolvieren.

Sind Sie schwanger geworden, sind Gynäkologe und Rheumatologe ihre zuverlässigen Partner, die möglichst eng zusammenarbeiten sollten. Erschrecken Sie nicht, wenn Sie als Risikoschwangere bezeichnet werden. Das gilt für alle Patientinnen mit Rheuma und auch vielen anderen Erkrankungen. Ihr Gynäkologe wird die Schwangerschaft intensiv betreuen, der Rheumatologe wird Ihre Krankheitsaktivität überwachen und Sie, wenn nötig, mit Basismedikamenten versorgen, die weder das Ungeborene noch Sie gefährden.

Ein paar Worte zu einzelnen Arzneimitteln:

- Cortison gilt in Dosierungen unter zehn Milligramm als weitgehend unbedenklich für das ungeborene Kind. Bei Kollagenosen, von denen junge Frauen recht häufig betroffen sind, können die Dosierungen deutlich darüber liegen.

> **!**
>
> Ihr Gynäkologe wird die Schwangerschaft intensiv betreuen, Ihr Rheumatologe wird Sie mit den nötigen Basismedikamenten versorgen.

- Grundsätzlich ist bei Einnahme von Steroiden eine engmaschige Blutzuckerkontrolle wichtig, da der Zuckerstoffwechsel dazu tendiert, in Richtung Diabetes zu kippen.
- Bei einer entsprechenden Vorbelastung erhöht sich während der Schwangerschaft das Diabetesrisiko. Die Werte sollten daher regelmäßig überwacht werden.
- In der Schwangerschaft mögliche Basismedikamente sind Sulfasalazin, Antimalariamittel und Ciclosporin. Die beiden erstgenannten werden vor allem Lupus-Patientinnen gegeben. Ein Missbildungsrisiko ist hier nicht bekannt.
- Biologika sind während der Schwangerschaft nicht zugelassen. Sollten Sie während der Therapie ungewollt schwanger werden, bewahren Sie Ruhe. Es sind inzwischen etliche Fälle bekannt, in denen sowohl die Mutter, die im Zeitraum der Empfängnis Biologika einnahm, als auch das Kind keinen Schaden davongetragen haben.
- NSAR sind für die Zeit der Schwangerschaft nicht zu empfehlen. Das gilt vor allem für die letzten drei Monate. Gegen eventuell auftretende Schmerzen wird Ihnen der Arzt z. B. Paracetamol geben. Nehmen Sie keine Schmerzmittel auf eigene Faust ein!
- In den meisten Fällen fühlen sich Patientinnen in den neun Monaten bis zur Geburt auch ohne oder mit minimaler Therapie gut. Das hat, vereinfacht gesagt, damit zu tun, dass der Organismus sich darauf einstellt, einen größer werdenden „Fremdkörper", also das Baby, zu tolerieren. Das Immunsystem pendelt sich gewissermaßen von alleine ein. Haben Sie darum keine Angst vor der Schwangerschaft.
- Stellen Sie sich jedoch auch darauf ein, dass nach der Niederkunft, wenn die Hormone sich wieder normalisieren, ein Schub auftreten kann. Das kann unmittelbar nach der Geburt, aber auch erst während oder sogar nach der Stillzeit der Fall sein. Geht die Krankheitsaktivität direkt nach der Geburt

steil nach oben, kann es sinnvoll sein abzustillen, um wieder gut therapiert werden zu können.

- Bei Patientinnen mit einer Kollagenose bzw. mit Sjögren-Syndrom und ganz bestimmten Antikörpern ist eine besondere Betreuung notwendig, da das Risiko überdurchschnittlich hoch ist, dass das Kind Herzrhythmusstörungen bekommt.
- Hat die Mutter Lupus Erythematodes, ist die Gefahr eines Schubes direkt nach der Geburt besonders hoch. Machen Sie sich auch mit dem Gedanken vertraut, dass Ihr Kind aufgrund der über die Plazenta aufgenommenen Antikörper zunächst ebenfalls die typischen Symptome der Erkrankung zeigt. Das geht jedoch vorüber, wenn das Immunsystem des kleinen Menschen erst einmal selbst aktiv wird.

Nun wissen Sie einiges über den Umgang mit dem Kinderwunsch, mit der Schwangerschaft und der Zeit nach der Geburt. Was aber ist, wenn Sie kein Kind (mehr) bekommen möchten? Die beruhigende Nachricht lautet: Rheumamedikamente vertragen sich problemlos mit hormonellen Verhütungsmitteln. Achten Sie darum darauf, zu wirklich sicheren Mitteln wie beispielsweise der Pille oder der Verhütungsspritze zu greifen, wenn Sie Biologika und Basismedikamente einnehmen.

> Rheumamedikamente vertragen sich problemlos mit hormonellen Verhütungsmitteln.

Hurra, es ist da!

Ein Baby, gerade erst auf die Welt gekommen, ist ein Geschenk, ein Wunder, das uns staunen lässt, und etwas ganz Großartiges. Niemand wird leugnen, dass der Familienzuwachs den Alltag aber auch ordentlich durcheinanderwirbelt. Gerade in den ersten Wochen und Monaten, wenn der Winzling noch nichts kann und komplett auf seine Eltern angewiesen ist, haben die eine Menge zu tun, der Nachtschlaf ist ständig unterbrochen, der Tagesablauf gestört. Plötzlich ist da eine große Verantwortung, das Stresspotential steigt erheblich. Wenn Mutter oder Vater Rheuma

> Familienzuwachs kann den Alltag ordentlich durcheinanderwirbeln.

hat, kann die steigende Belastung zu einer erhöhten Krankheitsaktivität führen. Aber jetzt steht das Baby im Mittelpunkt, und man kann sich nicht immer so um seine Beschwerden kümmern, wie man gern möchte.

Beugen Sie vor. Um den Zauber der ersten Zeit mit Ihrem Kind unbeeinträchtigt genießen zu können, hilft wieder einmal gute Planung:

- Versuchen Sie, Stressfaktoren, die Sie aus dem Leben vor dem Kind schon kennen, zu minimieren.
- Überlegen Sie rechtzeitig, wer Sie unterstützen kann. Vielleicht können Eltern, Schwiegereltern, Geschwister oder gute Freunde als Notfalltruppe eingeplant werden, die mal einkaufen, kochen oder den Rasen mähen können, wenn Sie damit überfordert sind. Sprechen Sie mit diesen Menschen darüber, was sie zu tun bereit und wozu sie problemlos in der Lage wären.
- Planen Sie mit Ihrem Arzt die Therapie, die nach der Geburt wieder aufgenommen werden soll, so, dass Sie möglichst schnell frei von Symptomen sind. Sie brauchen Kraft und Energie für Ihr Kind.
- Es ist äußerst selten, dass es einer Patientin nach der Schwangerschaft so schlecht geht, dass sie stationär behandelt werden muss. Weisen Sie den Gedanken, eventuell für ein paar Tage ins Krankenhaus gehen zu müssen, trotzdem nicht rigoros von sich. Falls Sie einen Schub erleiden, gibt es die Möglichkeit, Sie stationär zu betreuen. Diese Lösung ist sehr viel besser für Mutter, Kind und den Rest der Familie, als wenn Sie Wochen oder womöglich Monate mit starken Schmerzen, Schlafstörungen und dauernder Erschöpfung versuchen, Ihren Nachwuchs zu versorgen.

!

Aus unserer Sicht besteht kein Grund, von einer Schwangerschaft Abstand zu nehmen.

Rheuma und Vererbung

Schon wenn in Ihnen der Kinderwunsch aufkeimt bzw. wenn Sie die Diagnose Rheuma bekommen, Ihre Familienplanung aber noch nicht abgeschlossen haben, fragen Sie sich wahrscheinlich nach dem Risiko der Vererbung. Wir können Sie insofern beruhigen, als dass die rheumatoide Arthritis keine direkte Vererbung aufweist. Dennoch gibt es durchaus Familien, in denen rheumatische Erkrankungen gehäuft zu beobachten sind. Das spricht dafür, dass genetisch bedingt eine ererbte Bereitschaft vorliegen kann, an Rheuma zu erkranken.

Was bedeutet das für Paare mit Kinderwunsch? Aus unserer Sicht besteht kein Grund, von einer Schwangerschaft Abstand zu nehmen. Es ist möglich, dass Sie Gene weitergeben, die die Bereitschaft für eine rheumatische Erkrankung in sich tragen. Das heißt aber noch nicht, dass das Kind zwangsläufig irgendwann in seinem Leben an Rheuma erkranken wird. Es lässt sich nicht berechnen, wie hoch das Risiko im Einzelfall liegt. Wir haben es mehrfach betont: Mit heutigen Mitteln ist das Leben mit Rheuma absolut lebenswert. Warum sollten Sie das einem Menschen vorenthalten?

Wichtige Adressen

Deutsche Gesellschaft für Rheumatologie e. V.
Köpenicker Straße 48/49; Aufgang A
10179 Berlin
Tel.: 030 24048470, www.dgrh.de

Deutsche Rheuma-Liga Bundesverband e. V.
Maximilianstraße 14, 53111 Bonn
Tel.: 0228 766060, www.rheuma-liga.de

Deutsche Arthrose-Hilfe e. V.
Postfach 110551
60040 Frankfurt am Main
Tel.: 06831 946677, www.arthrose.de

DVMB Deutsche Vereinigung Morbus Bechterew e. V.
Metzgergasse 16, 97421 Schweinfurt
Tel.: 09721 22033, www.bechterew.de

Deutsche Fibromyalgie-Vereinigung (DFV) e. V.
Waidachshofer Straße 25, 74743 Seckach
Tel.: 06292 928760
www.fibromyalgie-fms.de

Berufsverband Deutscher Rheumatologen e. V.
vertreten durch
Dr. med. Edmund Edelmann
Lindenstraße 2, 83043 Bad Aibling
Tel.: 08061 90580
www.bdrh.de.

Bundesverband Kinderrheuma e. V.
Westtor 7, 48324 Sendenhorst
Tel.: 02526 3001175
www.kinderrheuma.com

Deutscher Psoriasis Bund e. V.
Seewartenstraße 10, 20459 Hamburg
Tel.: 040 2233990, www.psoriasis-bund.de

Österreichische Gesellschaft für Rheumatologie und Rehabilitation
Boerhaavegasse 3/1/2, A-1030 Wien
Tel.: +43 18039880
www.rheumatologie.at

Rheumaliga Schweiz
Josefstraße 92, 8005 Zürich
Tel.: +41 0444874000
www.rheumaliga.ch

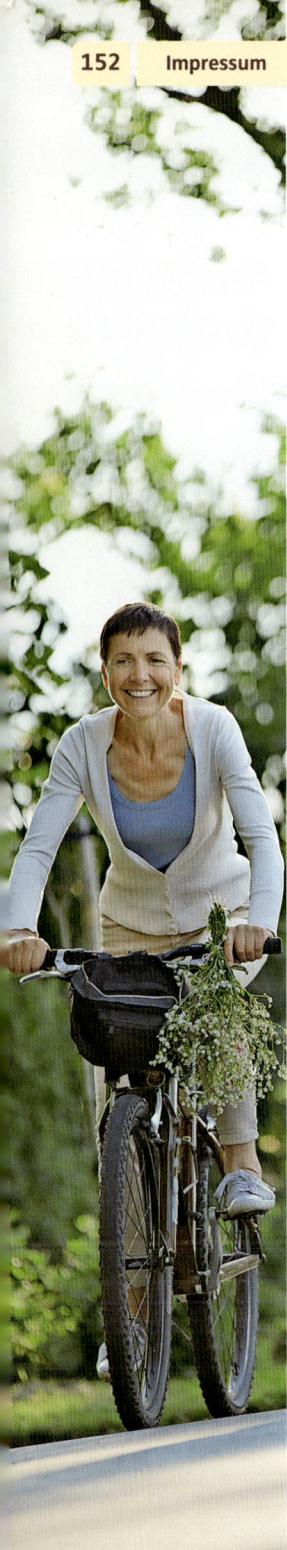

Bibliografische Information der Deutschen Nationalbibliothek
Die Deutsche Nationalbibliothek verzeichnet diese Publikation in der
deutschen Nationalbibliografie; detaillierte bibliografische Daten sind im
Internet über http://dnb.ddb.de/ abrufbar.

ISBN 978-3-89993-871-5 (Print)
ISBN 978-3-8426-8668-7 (PDF)
ISBN 978-3-8426-8669-4 (EPUB)

Fotos:
Titelfoto: westend61 – mauritius images
123rf.com: alila: 11; Lightwave Stock Media: 40/41; Cathy Yeulet : 84/85;
Robert Kneschke: 152; Alexander Raths: 82
Fotolia.com: gilles lougassi: 6/7; agpha: 13

© 2015 Schlütersche Verlagsgesellschaft mbH & Co. KG
Hans-Böckler-Allee 7, 30173 Hannover
www.schluetersche.de

Die im Buch veröffentlichten Informationen und Empfehlungen wurden
von Verfassern und Verlag mit größter Sorgfalt erarbeitet und geprüft.
Eine Garantie und Haftung kann jedoch nicht übernommen werden.
Die hier gegebenen Empfehlungen sind allgemeiner Natur und können
eine professionelle medizinische Behandlung nicht ersetzen. Leser mit
gesundheitlichen Problemen sollten einen Arzt zurate ziehen, um
abzuklären, ob die hier dargestellten Inhalte für sie infrage kommen.
Das gilt insbesondere für die Schmerzmedikation, die nur unter ärztlicher
Kontrolle eingesetzt werden darf.
Alle Rechte vorbehalten. Das Werk ist urheberrechtlich geschützt.
Jede Verwertung außerhalb der gesetzlich geregelten Fälle muss vom
Verlag schriftlich genehmigt werden.

Lektorat: Linda Strehl, München
Layout: Groothuis, Lohfert, Consorten, Hamburg
Covergestaltung: Kerker + Baum Büro für Gestaltung, Hannover
Satz: Die Feder, Konzeption vor dem Druck GmbH, Wetzlar
Druck und Bindung: Grafisches Centrum Cuno GmbH & Co. KG, Calbe